循序渐进
妇科超声造影轻松掌握

主编　黄泽萍　张新玲

人民卫生出版社
·北京·

图书在版编目（CIP）数据

循序渐进:妇科超声造影轻松掌握 / 黄泽萍，张新玲主编 . —北京:人民卫生出版社，2024.3

ISBN 978-7-117-35909-2

Ⅰ.①循… Ⅱ.①黄… ②张… Ⅲ.①妇科病 – 超声波诊断 Ⅳ.①R711.04

中国国家版本馆 CIP 数据核字（2023）第 255814 号

| 人卫智网 | www.ipmph.com | 医学教育、学术、考试、健康，购书智慧智能综合服务平台 |
| 人卫官网 | www.pmph.com | 人卫官方资讯发布平台 |

循序渐进:妇科超声造影轻松掌握

Xunxu Jianjin: Fuke Chaosheng Zaoying Qingsong Zhangwo

主　　编：黄泽萍　张新玲
出版发行：人民卫生出版社（中继线 010-59780011）
地　　址：北京市朝阳区潘家园南里 19 号
邮　　编：100021
E - mail：pmph @ pmph.com
购书热线：010-59787592　010-59787584　010-65264830
印　　刷：鸿博睿特（天津）印刷科技有限公司
经　　销：新华书店
开　　本：889×1194　1/32　　印张：13
字　　数：239 千字
版　　次：2024 年 3 月第 1 版
印　　次：2024 年 4 月第 1 次印刷
标准书号：ISBN 978-7-117-35909-2
定　　价：98.00 元

打击盗版举报电话：010-59787491　E-mail：WQ @ pmph.com
质量问题联系电话：010-59787234　E-mail：zhiliang @ pmph.com
数字融合服务电话：4001118166　E-mail：zengzhi @ pmph.com

循序渐进：妇科超声造影轻松掌握
编委会

前　言

随着医学科技的不断进步和临床需求的不断增加，超声造影作为一种非侵入性、安全可靠的影像检查方法，在临床诊断中扮演着越来越重要的角色。它不仅可以提供详细的解剖结构信息，还能够观察和评估器官的功能状态，为医生们提供重要的诊断依据。

《循序渐进：妇科超声造影轻松掌握》一书力求以简明扼要的语言文字、丰富的图像资料和实用的操作指导，为初学者和从业人员提供一本由易到难、通俗易懂的超声造影学习书籍。

全书共八章，内容包括超声造影检查临床应用，正常子宫及附件，子宫及附件病变、尿道周围病变、妊娠相关病变等常见疾病的典型超声造影表现，以及子宫输卵管超声造影和疑难罕见疾病超声造影表现。

相较于基础解剖、操作方法，本书更注重实际图像的表现分析，重视诊断理论与临床实际的结合，故在编写设置上以病为纲，从理论知识、操作流程、声像图描述、诊断要点归纳、注意事项等方面进行循序渐进的解析说明，系统总结了妇科超声造影的方法、规范和技巧，以期促进妇科超声造影技术的普及和发展。

衷心希望本书能够成为初学者和从业人员的必备工具，帮助轻松掌握超声造影技术，为他们的学习和实践提供有力的支持，也希望本书能够激发更多的研究者投身超声造影领域，携手为医学科技发展做出更大的贡献。本书编写难免有疏漏和不足之处，敬请各位专家、同道、读者批评指正。

编者

2024 年 1 月

目录
CONTENTS

第七章　妊娠相关病变超声造影　　│313
CHAPTER 7

第一章

超声造影检查临床应用

超声医学是现代医学影像学的重要组成部分，具有无放射性、操作便捷、价格相对低廉等优势，在多个临床学科疾病诊疗过程中已成为必不可少的手段。然而，常规超声检查也存在一些不足和缺陷。二维灰阶超声主要利用组织回声不同等级振幅，在声像图中对应不同黑白层次以区分病变组织与周围组织，但诸多病变和周围正常组织的声学特性相似，单靠组织结构的回声表现难以进行辨别诊断。彩色多普勒显像技术是评估病灶内部血流信息的方法，在多数情况下可以满足临床诊断需求，但其容易受噪声影响，且不易探测到小血管和低速血流信号，因此有时难以准确评价病灶的真实血流分布情况。

超声造影（contrast-enhanced ultrasound，CEUS）是对传统超声成像领域的拓展，它利用超声造影剂（ultrasound contrast agent，UCA）使组织界面回声的声阻抗差改变，增强解剖显像能力甚至达到功能显像水平，从而提高超声诊断和鉴别诊断能力。近年来，随着新一代超声造影剂及超声造影成像技术的不断发展和完善，CEUS已成为当前超声医学发展最重要的技术之一，在疾病的诊断、鉴别诊断、疗效评估及预后评估等多个方面显示出较大的优势，得到临床的广泛使用和认可。本章所述主要为CEUS在妇科疾病中的临床应用。

概述

一、超声造影剂

目前临床最常用的超声造影剂为第二代微泡造影剂——注射用六氟化硫微泡。它是一种由磷脂包裹六氟化硫的微气泡，平均直径 2.5μm，90% 的微泡直径 < 8μm，具有稳定性好、安全等优点。它不经过肝、肾代谢，经呼吸代谢排出体外，在注射后 2min 内，约有 80% 的六氟化硫气体经呼吸排出，注射后 15min，几乎所有的气体均已排出。它的不良反应发生率极低，据国内外研究报道，其并发症发生率低于 0.1%，致命性过敏反应率约为 0.0001%。

二、超声造影成像技术

CEUS 成像技术的核心在于有效接收造影剂微泡在声场激励下所产生的非线性回波，并利用其进行成像。在超声波的激励下，微泡会产生两种物理振动：收缩和膨胀，二者分别由正、负声压所导致。其中，膨胀行为是导致微泡破裂的主要因素。为了衡量微泡在声场激励下的膨胀幅度，临床参考的指标为机械指数（mechanical index，MI），

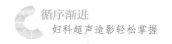

其计算公式如下：

$$MI = \frac{P_{max}^-}{\sqrt{f}}$$

上式中，P_{max}^- 和 f 分别表示最大负声压和发射频率。目前临床应用最广泛的实时 CEUS 是典型的低 MI 成像模式。一方面，低 MI 能够避免微泡被破坏（大部分情况下要求 MI 值不超过 0.1），以确保微泡随血流灌注的过程能被完整地观测；另一方面，人体组织的非线性度低于微泡，在低 MI 条件下不易被激励出与微泡类似的非线性成分，不会对超声造影成像造成干扰。因此，在 CEUS 中，使用低 MI 成像模式对人体组织进行成像是相对安全和可靠的。本书叙述的 CEUS 是指使用已在我国上市的超声造影剂和低 MI 的超声造影成像技术。

三、超声造影仪器

配备有造影功能及条件的中高端彩色多普勒超声诊断仪均可进行超声造影检查。每台仪器常规配备腹部凸阵探头（频率 2～5MHz）和经阴道超声探头（频率 4～8MHz，若进行子宫输卵管造影，需配备经阴道三维容积超声探头）。仪器配置的造影图像分析软件需具备时间－强度曲线（time intensity curve，TIC）定量分析及输卵管三维重建功能。

四、妇科超声造影适应证

1.子宫肌层及宫颈病变的诊断和鉴别诊断。

2.宫腔病变（内膜息肉、黏膜下肌瘤、内膜癌等）的诊断和鉴别诊断。

3.附件肿物良恶性鉴别诊断。

4.输卵管通畅性、形态及堵塞部位的评估。

5.子宫先天性发育异常的诊断及分型。

6.宫腔粘连、宫腔狭窄及剖宫产后瘢痕憩室的评估。

7.妊娠相关病变的辅助诊断。

8.尿道周围病变的辅助诊断。

9.妇科超声介入中的应用，包括引导盆腔肿物穿刺活检、评估局部消融疗效等。

五、妇科超声造影禁忌证

1.已知对六氟化硫或造影剂内其他成分有过敏史的患者。

2.严重心肺系统疾病患者。

3.孕妇及哺乳期妇女。

4.若为经子宫输卵管超声造影检查，还包括以下5点：①女性生殖道急性、亚急性炎症及结核活动期患者；②活动性阴道流血患者；③产后、流产、刮宫术后6周内患者；④生殖道疑有恶性病变患者；⑤体温超过37.5℃患者。

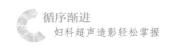
第二节 检查途径和方法

　　妇科超声造影检查主要包括经腹部和经阴道两种检查方式，若患者无性生活史，可选择经直肠进行检查。超声医师需根据病灶位置、大小选择合适的检查路径，必要时可选择经腹部联合经阴道/直肠进行检查。造影剂给药方式主要包括经静脉（最常用的是肘前静脉）和经腔道（主要包括子宫输卵管造影及介入置管造影等）两种途径。

一、经静脉超声造影

（一）检查前准备

　　1. 造影剂制备　将5ml注射用生理盐水（0.9%NaCl溶液）加入注射用六氟化硫微泡小瓶中，用力振摇至白色冻干粉末完全溶解，形成乳白色的微泡混悬液。

　　2. 患者准备

　　（1）经腹部超声造影时需适度充盈膀胱。

　　（2）经阴道/直肠超声造影时需排空大小便，避免膀胱充盈及肠道气体的干扰。

　　（3）建立静脉通道。

3. 医师准备

（1）在进行超声造影前，超声医师需充分了解患者的相关临床资料（病史、实验室检查、既往妇科相关检查资料等）和检查目的，判断是否适合进行造影检查并排除禁忌证。

（2）充分评估超声造影的必要性和可行性后，医师应向患者本人及家属作充分解释，内容包括：检查的必要性和可行性、造影的操作流程、可能出现的相关风险及处理措施、检查的费用等，在获得患者本人同意后，签署知情同意书。

4. 造影前注意事项

（1）病史采集需注意以下方面：年龄，性生活史及有无同房后出血，月经史（若为绝经期女性应询问绝经时间、绝经后有无阴道流血），孕产史，手术史（包括腹盆腔手术史、宫腔操作史），过敏史，有无发热、腹痛腹胀等症状，有无肿瘤病史或全身性疾病及治疗情况，近期体重变化情况，家族史等。

（2）造影剂的制备与使用：制备好的造影剂应保存于原装密封瓶内，在6h内使用有效。使用前应振摇，使微泡均匀分散后，再用注射器抽取相应的剂量。造影剂须专人专用，严禁同一支造影剂分别注射给不同患者。

（3）静脉通道的建立：穿刺静脉最好选择肘前粗大静脉，采用20G或18G静脉留置针，连接三通管。

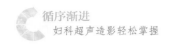

（二）超声造影检查步骤

1. 检查流程

（1）对病灶进行普通超声扫查时，建议采取经腹部联合经阴道/直肠超声进行检查，评估病灶的位置、形态、大小、边界、内部回声、血流情况及其与子宫、双侧附件的关系，以选择合适的检查方式及目标区域。将探头切面置于目标区域并保持在屏幕中央位置，进入造影模式并调节仪器，使目标区域清晰显示。

（2）在注射造影剂的同时，开始计时并录制图像，连续实时观察约3min并存储动态图像，以便进行后续的分析和诊断。造影剂推荐注射用量：经腹部检查为1.5～2.4ml，经阴道/直肠检查为2.4～4.8ml。当造影剂到达感兴趣区时，缓慢扫查整个病灶，观察造影剂灌注情况。

（3）动态分析图像时，观察病灶及正常子宫肌层的超声造影特征。根据超声造影图像，使用定量分析软件绘制超声造影时间–强度曲线（TIC）。在选取分析区域过程中，为了保证比较准确的分析结果，应尽量保持取样框大小基本一致。同时，在子宫肌层上选取感兴趣区，应尽量避开子宫动脉和较大的滋养血管，以免干扰分析结果。最终，通过TIC获得病灶及正常子宫肌层的定量参数，常用参数包括：峰值强度（peak intensity，PI）、达峰时间（time to peak，TTP）、上升斜率（ascending slope，AS）、下降斜率

（decrease of the slope, DS）、曲线下面积（area under curve, AUC）、平均通过时间（mean transit time, mTT）、峰值降半时间（time from peak to one half, TFP），以及反映曲线拟合情况的拟合优度（quality of fit, QOF）等。

2. 造影过程中的注意事项

（1）抽取造影剂并注射：抽取造影剂时应倒置小瓶后抽取，切勿回推空气入瓶以免破坏微泡，如不慎抽取过量亦不应再注回瓶内，抽取后应尽快注射。连接三通管时，应将含造影剂的注射器连接于平行血管的接口上，使药液通过直的通路进入血管，尽量减少微泡破坏，将含生理盐水的注射器连接于垂直血管的接口上（图1-2-1），造影剂团注后注入5ml生理盐水冲管。

（2）检查方式的选择：应根据病灶的位置及大小选择合适的检查方式。经阴道/直肠检查对于子宫、卵巢、输卵管及盆腔细微病变的观察明显优于经腹部检查；对于体积较大、位置偏高的肿物，单纯经阴道/直肠超声难以显示全貌，所以此类患者需要采用经腹部或经腹部联合经阴

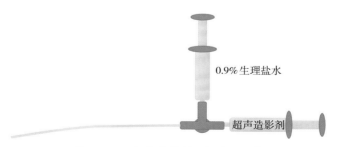

0.9% 生理盐水

超声造影剂

图1-2-1 超声造影剂注射连接示意

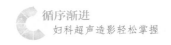

道/直肠的方式进行超声造影检查。

（3）目标区域的选择：对于实性或者多房囊性的肿块，应选择彩色多普勒超声显示血流最丰富的区域；对于囊实性的肿块，则应着重观察实性部分；除病灶外，建议显示部分子宫肌层作为参照，如不能同时显示病灶及参照目标，建议采取两次或多次注射造影剂，建议先观察病灶造影剂灌注时间、消退时间及灌注模式，而后观察子宫或卵巢组织造影剂灌注时间、消退时间及灌注模式。对于需重复注射造影剂的患者，每次注射间隔时间至少为15min，以保证患者体内中的造影剂已代谢完毕，不会影响再次观察。

（三）检查后注意事项

完成造影检查后，记录造影剂用量以及患者有无不良反应。检查后应保留静脉留置针，嘱患者留观休息30min以上，观察是否出现不良反应，观察时间结束后患者无不适方可拔除留置针。

二、子宫输卵管超声造影

（一）检查前准备

1.造影剂制备

（1）将5ml注射用生理盐水（0.9%NaCl溶液）加

入注射用六氟化硫微泡小瓶中，配制振摇成微泡混悬液后备用。使用前抽取 2ml 微泡混悬液加入 18ml 生理盐水中配制成 20ml 的造影剂稀释液，必要时可适当增加用量。

（2）宫腔造影除使用注射用六氟化硫微泡造影剂外（配备方式同输卵管超声造影），还可使用注射用生理盐水（0.9%NaCl 溶液）作为阴性造影剂，又称为"宫腔水造影"。

2. 患者准备

（1）检查前患者应完善妇科相关检查，进行白带常规等实验室检查以排除活动性盆腔炎症。如本次月经周期后有性生活且未避孕者，造影检查前应检测血/尿 β-HCG 排除妊娠。

（2）宫腔内置管：插管人员应具备相应的临床操作执业资质。插管前嘱患者排空膀胱。患者取膀胱截石位，常规进行外阴消毒，铺无菌手术巾，置入窥阴器暴露宫颈外口，消毒阴道及宫颈，插入子宫输卵管造影通水管（以下简称"造影管"）至宫腔下段，并在水囊内注入适宜容量的生理盐水，固定导管。插管前可适当给予患者解痉或镇痛类药物。

3. 医师准备

（1）在进行输卵管造影或宫腔造影前，超声医师需充分了解患者的相关临床资料（病史、实验室检查、既往相关检查结果等）和检查目的，排除禁忌证并判断是否适合进行超声造影检查。

（2）充分评估超声造影的必要性和可行性后，超声医师应向患者本人及家属作充分解释并签署知情同意书。

4. 造影前注意事项

（1）病史采集需注意以下方面：年龄、身高、体重、月经史、孕产史（若有异位妊娠史需询问治疗方式）、手术史（包括腹盆腔手术史、宫腔操作史）、过敏史、性生活状况、不孕年限、避孕方式及使用时间、有无盆腔炎症性疾病史、有无全身性疾病史及治疗情况、是否存在男方不育因素等。

（2）检查时间：最好安排在月经干净后 3～7d 内，月经干净后至检查前禁性生活。对于月经周期不规律的患者，宫腔置管前最好经阴道超声检查内膜厚度，以＜5mm 为佳。

（3）宫腔内置管需注意：造影管建议选用双侧开孔、开孔处至头端顶部距离较短、粗细适中的活塞乳胶或硅胶造影管。输卵管造影时水囊位置以刚好堵闭宫颈内口为宜。水囊大小可根据宫腔大小及患者的耐受程度适当调整，水囊注入液体量为 1～3ml，一般占据宫腔容积 1/3～1/2。如水囊太大，患者疼痛症状明显，则容易痉挛，导致输卵管不显影或显影不佳的假性梗阻现象；如水囊太小，则容易导致水囊脱落或造影剂外漏。在宫腔水造影时，宜向水囊内注入0.5～1.0ml液体，以水囊上下径占宫腔长度的1/5～1/4为宜。

（二）子宫输卵管超声造影检查步骤

1. 检查流程

（1）患者体位：患者仰卧于检查床上，屈膝屈髋，双腿外展，必要时可垫高臀部或取侧卧位。

（2）常规经阴道二维超声扫查：造影前常规进行经阴道二维超声扫查，观察子宫及双侧附件区有无病变、有无子宫畸形、双侧卵巢位置及移动度，以及盆腔有无积液、粘连带、钙化灶等，并存储图像。

（3）进行静态三维预扫描：调整探头方向获得子宫横切面并显示双侧宫角，调节超声扫查角度及容积角度至最大，启动静态三维扫描，确定双侧宫角及卵巢能够包括在感兴趣区内。

（4）启动实时动态三维超声（四维）造影模式，调节增益使盆壁、子宫浆膜层或膀胱壁回声刚刚接近消失。嘱护士持续缓慢向宫腔推注造影剂稀释液，同时开始计时并录制图像，进行实时三维超声造影，连续观察造影剂在宫腔及输卵管内的流动情况并存储动态容积数据至少50s，以便检查后进行后处理分析，注意观察推注的阻力、有无液体反流及患者的反应。

（5）二维超声造影补充扫查：动态四维造影完成后，

随即在造影状态下二维超声动态观察造影剂在输卵管流动、双侧卵巢周围包绕和盆腔内弥散的情况。

（6）宫腔水造影（必要时）：将导管回抽至宫颈内口，再向导管内缓慢注入5ml生理盐水，观察宫腔形态是否异常、宫腔内是否有异常占位性病变或粘连带、液体从宫腔向输卵管方向移动情况，以及卵巢周围和盆腔有无液体回声。

2. 注意事项

（1）造影剂稀释液推注速度应匀速适宜，可根据显影情况和患者耐受程度适当调整推注速度，并实时监测推注液体量及宫腔压力变化。

（2）宫腔水造影通常安排在输卵管超声造影之后进行，如患者对插管耐受度好，亦可在输卵管超声造影前进行。若在输卵管造影后进行宫腔水成像，则需辅以宫腔反复冲洗，以降低残留造影剂微泡的影响，且应在抽出球囊内液体后再对宫颈管和宫腔下段进行补充扫查。

（三）检查后注意事项

1. 记录注入造影剂压力大小、剂量，造影剂反流量，有无子宫肌层及宫旁组织静脉逆流，以及推注造影剂后患者的反应等。

2. 患者在完成检查并拔管后，至少应留院观察30min方可离开；常规口服抗生素3d，禁止使用活血化瘀类药品；检查后2周内禁止性生活、盆浴及游泳等。嘱患者不适随诊，若出现严重疼痛、阴道出血不止或迟发型超敏反应等的情况时，应及时就诊处理。

第三节
不良反应及处理

一、经静脉超声造影

超声造影剂的不良反应事件发生率远低于增强CT和增强MRI所用造影剂。据报道，六氟化硫微泡的严重不良事件或不良反应的发生率均低于0.1%。中山大学第三附属医院张彩英等对6035例CEUS患者进行造影过程中及造影后20min密切观察，仅2例发生了造影相关轻度不良反应，发生率为0.033%（2/6035），无发生中度或严重不良反应。

虽然静脉注射超声造影剂后发生不良反应的概率较小，但是在临床实际过程中，我们也要及早发现可能出现的不良反应症状并掌握处理造影剂过敏反应的应对措施和应急预案，一旦出现过敏反应应立即停止检查并尽快

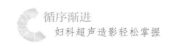

处理，以避免或减轻不良反应和由此造成的不良后果。为此，在检查过程中要注意做到以下3点：

1.使用造影剂前应仔细阅读说明书中所列的各项条款，严格掌握适应证和禁忌证，遵守有关的注意事项，了解可能发生的不良反应。

2.常见的不良反应：患者出现皮疹、瘙痒、腹痛、恶心、呕吐、胸闷、气短、呼吸困难、喘鸣、发绀、血压下降、神志不清甚至意识丧失、心跳和/或呼吸骤停等症状。

3.床边应配备抗过敏、抗休克及心肺复苏的急救相关药物、物品以及生命体征监护仪等设备。对于仅发生轻微不适、无低血压的患者，应立即停止注射药物并进行观察，必要时可使用抗组胺药物。若患者发生低血压或休克等严重的不良反应，检查医师应立即停药，予去枕仰卧、开放气道、保持呼吸道畅通、经面罩高流量吸氧（6～8L/min）、心电监护密切监测生命体征、建立双静脉通道等措施，并根据情况注射肾上腺素、地塞米松、氢化可的松等抢救药品，另外也要迅速联系急诊科或相关临床科室医生协助抢救，做好交接班及抢救记录，将不良反应的影响降到最低。

二、子宫输卵管超声造影

总体而言，子宫输卵管超声造影是一种耐受性良好的医疗操作，其发生不良反应或并发症的风险较低。不良反应主要包括疼痛、阴道出血、发热、人工流产综合征、造影剂过敏等。绝大多数情况可通过对症治疗缓解，如有必要，可留院观察及进一步治疗。在进行子宫输卵管造影的检查室内应常规配备急救包、氧气瓶等急救物品，医护人员也必须接受相应的急救处理培训。

1. 阴道出血　多为宫腔置管等操作导致宫颈及子宫内膜损伤引起，少于月经量的阴道少量出血通常无须特殊处理。若出血量多于月经量，则需排查出血原因并对症处理。

2. 宫腔插管导致的不适反应（类似人工流产综合征）　是由于子宫颈管或子宫壁受到机械性刺激引起迷走神经兴奋，释放大量乙酰胆碱，从而导致恶心、呕吐、头晕、胸闷、气喘、面色苍白、大汗淋漓、四肢厥冷、血压下降、心律不齐等，严重者还可能出现昏厥、抽搐、休克等一系列症状。温馨舒适的操作环境、操作全程人文关怀、术中动作轻柔，均能降低人工流产综合征的发生率。发生以上症状，检查医师应立即停止操作，令患者平卧休息，并予吸氧等措施，一般能自行恢复。严重者可加用阿托品 0.5~1mg 静脉注射，并做好相应的抢救准备。

3. 造影剂过敏　处理方式同静脉注射造影剂过敏。

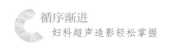

近年来，随着技术的不断发展和完善，临床上涌现出较多具有创新性的超声造影成像技术，在此简要介绍如下。

一、超声平面波造影成像技术

超声平面波造影成像（plane-wave based contrast enhanced ultrasound，PW-CEUS）是一项超声造影新技术。PW-CEUS技术采用全阵元发射激励与全域接收的成像模式（图1-4-1 A），每发射一次即可获得一帧完整的图像。相较于传统的聚焦波造影成像模式（图1-4-1 B），PW-

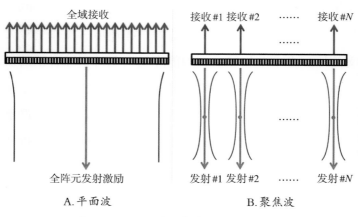

图1-4-1　平面波和聚焦波成像模式差异

CEUS技术的发射次数显著减少，能显著降低对微泡的破坏，最终增加造影成像的持续时间。此外PW-CEUS技术还利用超声的相干性原理（当超声波束从不同角度发射时，随着波束的入射角度变化，所接收到的声波信号也会有所差异），通过组合多个角度的超声数据来有效提升造影图像的空间分辨率及信噪比。

二、高帧率造影成像技术

受制于传统聚焦发射逐线成像模式，传统超声造影帧率上限较低，供医生回顾分析的图像数据不够丰富，只能判断病灶和周边正常组织造影剂的灌注或消退速度，对于病灶内部细节灌注的观察常因图像帧数受限而不够连续。为了捕获到完整的动态灌注过程，以提供准确的诊断结果，人们对造影帧率提出了更高的要求。域成像技术是克服这一瓶颈并实现高帧率造影（high frame rate contrast-enhanced ultrasound，HiFR CEUS）成像的关键，它能够显著减少形成一帧造影图像所需要的发射次数，从而达到大幅提升造影帧率的目的。该技术以ZST+（ZONE sonography technology plus）技术和平面波技术为基础和依托（图1-4-2 A~B）。前者采用弱聚焦发射方式，由于发射波束宽于传统聚焦成像技术，因而能够以更少的发射次数来完成对整个成像区域的激励，这是其能够实现高帧率成像的关键。后者则采用非聚焦全域发射方式，一次发射即可形成一帧图像，但这项技术仅能应用于线阵探头浅表造影。此外，由于采用的是弱聚焦和非聚焦发射，以上两种域发射技术均需要在接收端进行二次处理，以同时兼顾造影的高帧率条件与图像质量。

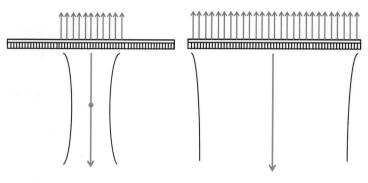

A.ZST+技术的多束波成像 B.平面波技术的全域成像

图1-4-2 高帧率造影成像

三、造影时序模式

造影时序模式（CEUS chrono-parametric mode）是一种创新性的超声造影技术。它通过对不同时刻出现的造影信号进行颜色编码，从而实现造影剂首次到达时间信息的可视化。其算法原理（图1-4-3）与常规3D/4D造影成像类似，不同之处在于造影时序模式需要额外计算一个时间体数据（空间中每一处位置均记录了首次造影信号到达的时间值），并在光线追踪过程中结合时间－伪彩映射图谱（如图1-4-4所示，图谱右侧为时间刻度值）对不同位置赋予造影剂首次到达时刻的伪彩。

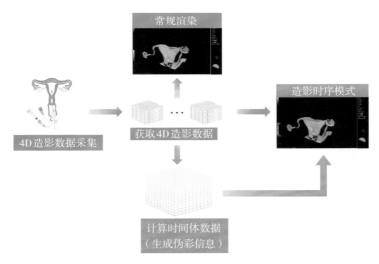

图1-4-3　造影时序模式原理流程

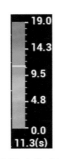

图1-4-4　造影时序时间－伪彩图谱

在造影－组织双路数据下，仪器可同时支持造影时序模式与造影－组织混合渲染模式，从而实现在单张容积图像上获取更加丰富的时间与空间图像信息。如图 1-4-5 为同时开启造影时序模式与造影-组织混合渲染的图像效果，可观测到随着时间变化造影剂从宫腔流经输卵管到卵巢包绕的灌注全程，结合图左侧的时间-伪彩图谱可进一步定位造影剂到达时间点；通过组织图像可进一步帮助确认卵巢所在区域，准确观察卵巢包绕情况。

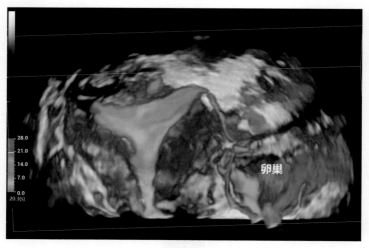

图 1-4-5　造影时序模式与造影-组织混合渲染模式同步开启后图像

（林欣　张奥华）

第二章

正常子宫及附件超声造影

正常子宫附件静脉超声造影

一、检查方式及观察内容

根据观察内容的部位、大小及检查目的，临床上可选择经腹部或经腔内（阴道或直肠）超声造影检查，必要时也可选择经腹部＋腔内两种方式联合检查，分两次注射造影剂。经腹超声造影，适用于病灶较大时，有利于显示病灶的全貌，亦可观察盆腔整体情况，判断病灶与周围组织的关系。如病灶较小、位置较深，或需观察肿块内乳头状结节等局部结构时，可采用经腔内超声造影检查，有利于显示病灶的细节内容。

根据造影剂灌注情况，可将子宫超声造影时相分为增强早期及增强晚期。增强水平以子宫肌层的灌注强度作为参考，分为高增强、等增强、低增强及无增强。在增强早期可观察子宫及附件造影剂灌注时间、增强水平及造影剂分布特征；在增强晚期可观察造影剂消退情况。

二、正常超声造影表现

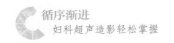

子宫血液供应来自子宫动脉及其分支。双侧子宫动脉主干在宫颈内口水平依次分出上行支和下行支等动脉血管。子宫动脉上行支沿子宫侧缘上行达子宫底水平，沿途由外向内依次发出弓状动脉（肌层外1/3）→放射状动脉（肌层内2/3）→螺旋动脉（内膜层）。子宫动脉下行支主要向宫颈及阴道上部供血。

超声造影实时动态观察能清晰显示正常子宫内血管分布的循环灌注特征，增强早期造影剂首先进入子宫动脉主干，由边缘开始增强，再沿分支血管逐渐向子宫灌注，呈向心性灌注，显影顺序为子宫浆膜层→子宫肌层→子宫内膜层；造影剂分布均匀，肌层呈等增强，内膜呈稍低增强，造影过程中内膜层增强强度始终低于肌层。增强晚期子宫内造影剂的消退与增强顺序相反，为子宫内膜层→子宫肌层→子宫浆膜层，子宫体和子宫颈肌层一般表现为同步灌注（图2-1-1 A~D）。

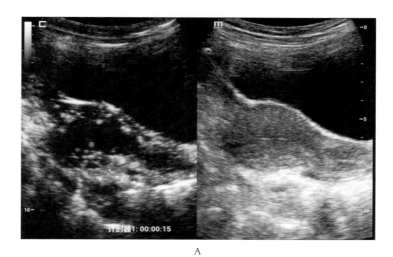

A

A. 超声造影：开始增强时期（15s），子宫浆膜层和外周肌层首先灌注

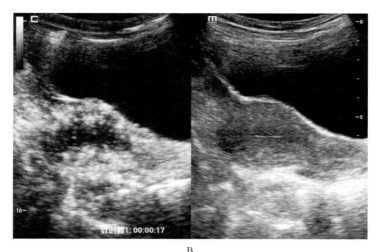

B

B. 超声造影：增强早期（17s），子宫浆膜层、全部肌层灌注，内膜尚未灌注

图 2-1-1　正常子宫超声造影表现

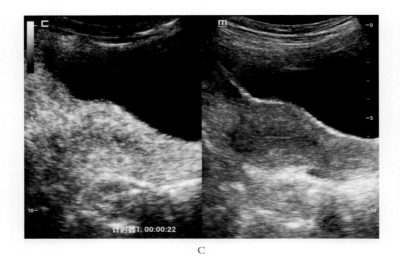

C

C. 超声造影：达峰时期（22s），子宫肌层及内膜均可见灌注，肌层增强水平
高于内膜

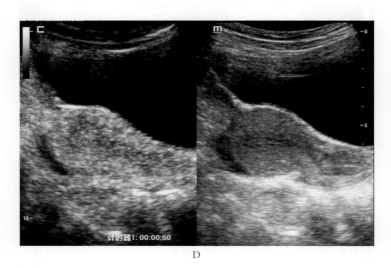

D

D. 超声造影：增强晚期（50s），造影剂按内膜、肌层、浆膜层顺序逐渐消退

图 2-1-1　正常子宫超声造影表现（续）

卵巢

　　卵巢由卵巢动脉和子宫动脉卵巢支供血，血管经由卵巢门进入卵巢内，在刚进入卵巢门时形成螺旋状分支，并呈辐射状伸向外部的皮质。

　　所以在增强早期，与卵巢门相连的中央髓质部分首先灌注，继而向外部的皮质区灌注，卵泡内无灌注。在增强晚期，造影剂逐渐消退，髓质部分呈持续性等增强，皮质部分呈低增强，卵巢组织的增强水平低于子宫肌层（图2-1-2 A～C）。

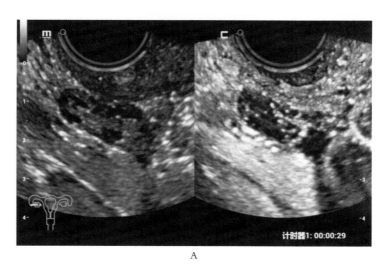

A

A. 增强早期，卵巢中央髓质部分首先灌注

图 2-1-2　正常卵巢超声造影表现

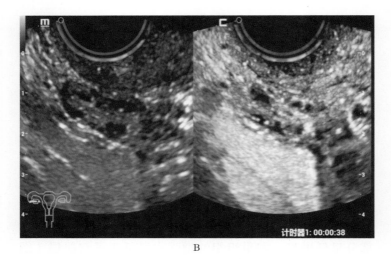

B

B.卵巢外部的皮质区灌注，卵泡内无灌注

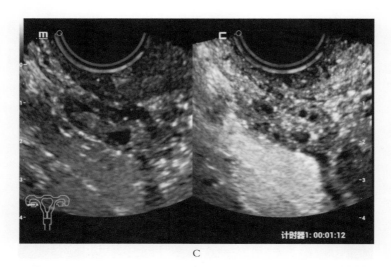

C

C.增强晚期，造影剂逐渐消退，髓质部分呈等增强，皮质部分呈低增强

图2-1-2 正常卵巢超声造影表现（续）

三、检查体会

1.做超声造影检查前，应先进行普通超声检查，全面了解病灶的大小、部位及毗邻关系等，同时结合检查目的选取适当的超声造影方式。如病灶比较大时，可以先通过普通超声观察病灶内部的回声情况、血流分布情况，再选取实性部分较多或血流丰富的地方进行超声造影，这样有利于提高超声造影的成功率和诊断准确性。

2.子宫体与子宫颈的供血动脉是子宫动脉的上行支与下行支，正常子宫颈与子宫体的造影灌注时间多数为同步灌注，也可以略早或略晚于子宫体肌层。如遇到二者灌注时间不一致时，应重点关注是否整体增强、有无异常增强或消退区域。

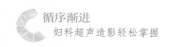

第二节
正常子宫腔及输卵管超声造影

一、正常子宫宫腔水造影表现

宫腔水造影，主要是通过宫腔置管将生理盐水注射到宫腔内，扩张宫腔，并在超声监测下动态观察宫腔内的情况，具有操作简便、价格低廉、无造影剂过敏等优势。该检查适用于子宫内膜息肉、宫腔粘连、黏膜下肌瘤等病变，对诊断具有一定辅助意义。随着宫腔三维超声成像的普及，目前临床单纯的宫腔水造影应用较少，通常是与输卵管超声造影同步检查。

宫腔水造影检查能清晰显示液体扩充的宫腔和内膜界面。正常宫腔内壁光整，无异常突起（图2-2-1 A）。三维切面可见正常宫腔呈倒置三角形（图2-2-1 B）。

二、正常输卵管超声造影表现

1.3D/4D超声造影可见输卵管全程显示，呈条带状高增强，走行自然，管径粗细均匀（图2-2-2 A）；输卵管伞端可见造影剂溢出。

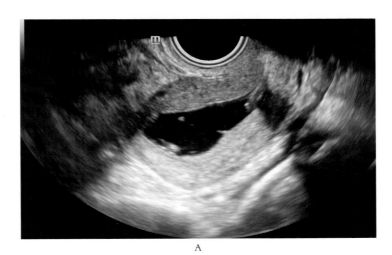

A

A. 2D切面显示宫腔线分离，宫腔扩张，内膜光滑

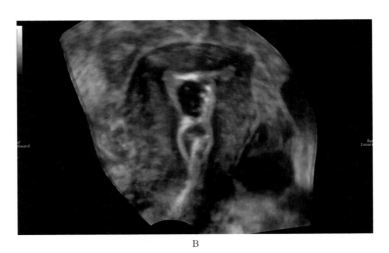

B

B. 3D切面显示宫腔形态正常呈倒三角形

图2-2-1　正常子宫宫腔水造影表现

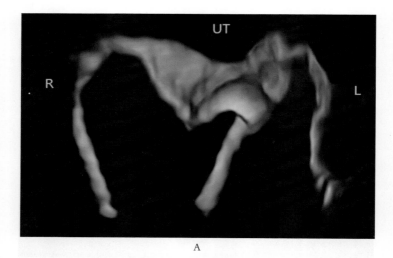

A

A. 4D图片显示双侧输卵管呈条带状高增强，走行自然，管径粗细均匀
（UT：子宫；L：左侧；R：右侧）

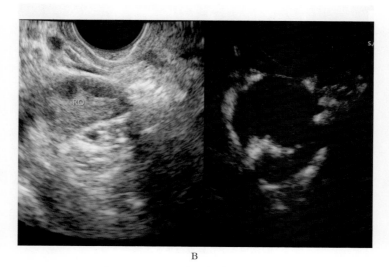

B

B. 2D切面显示双侧卵巢周围见造影剂环绕（RO：右侧卵巢）

图2-2-2 正常输卵管超声造影表现

2.2D超声造影可动态追踪输卵管全程，从双侧宫角开始追踪输卵管至伞端，输卵管管腔内可见造影剂快速流动。伞端见造影剂溢出，双侧卵巢周围见造影剂环绕（图2-2-2 B～C），子宫周围及盆腔内造影剂弥散均匀。推注造影剂时无阻力，造影剂无反流或少量反流，患者无明显不适。

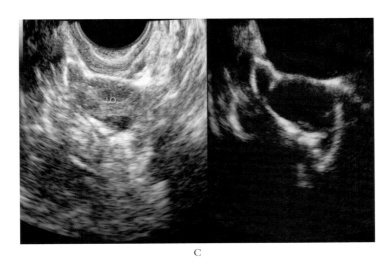

C

C. 2D切面显示双侧卵巢周围见造影剂环绕（LO：左侧卵巢）

图2-2-2 正常输卵管超声造影表现（续）

三、检查体会

1.推注造影剂前，应先告知患者输卵管超声造影的操作流程，缓解患者的紧张情绪。如患者疼痛明显，可适当

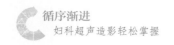

缩小水囊大小，避免患者因紧张或疼痛引起输卵管痉挛，造成输卵管阻塞的假象。

2.注入造影剂后，注意动态观察输卵管的粗细、走行，伞端造影剂喷出与否，双侧卵巢周围及盆腔造影剂弥散如何，以及推注药液时阻力大小和患者疼痛程度等情况，有助于全面评估输卵管的通畅性。

（王巧缘）

第三章

子宫病变超声造影

第一节
子宫体肌层病变

一、子宫肌瘤

（一）概述

子宫肌瘤是女性生殖系统最常见的良性肿瘤，由平滑肌及结缔组织组成。子宫肌瘤为无包膜的实性肿瘤，因其膨胀性生长压迫周围肌壁纤维形成假包膜，边界清晰。患者多无明显临床症状，仅在体检时偶然发现。患者临床症状与肌瘤部位、有无变性相关，常见症状有经量增多、经期延长、下腹包块、白带增多和压迫等。

子宫肌瘤的血供来源于假包膜，由于假包膜的血管壁缺乏外膜，受压可引起肌瘤的血供障碍，使得肌瘤失去原有的典型结构，称为肌瘤变性。常见的良性变性有玻璃样变、囊性样变、脂肪样变、红色样变和钙化。极少数可发生恶变（肉瘤样变）。

按肌瘤与子宫肌壁的关系可将子宫肌瘤分为3类：

1. 肌壁间肌瘤　肌瘤位于子宫肌壁间，周围被肌层包绕。

2. 浆膜下肌瘤　肌瘤向子宫浆膜面生长，并突出于子宫表面。若瘤体继续向浆膜面生长，仅有一蒂与子宫相连，称为带蒂浆膜下肌瘤，血供由蒂部血管供应。若肌瘤位于宫体侧壁向宫旁生长突出于阔韧带两叶之间，称为阔韧带肌瘤。

3.黏膜下肌瘤　参见第三章第三节宫腔病变。

（二）普通超声表现和超声造影表现

1.普通超声表现　单发小型子宫肌瘤若位于肌壁间，子宫大小和形态可以正常。若肌瘤位于子宫表面、直径较大或有多个肌瘤时，子宫增大且形态失常。肌瘤可呈低回声、等回声或高回声（图3-1-1 A～B、图3-1-2 A～B）。子宫内膜可因肌瘤压迫变形、移位。子宫肌瘤变性声像图改变比较有特异性的是囊性变及钙化，囊性变表现为瘤内出现大小不等的无回声区，钙化表现为瘤内出现环状或斑点状强回声，后方伴声影。

彩色多普勒：因肌瘤周边有假包膜，瘤周往往有较丰富的环状或半环状血流信号，并呈分支状进入瘤体内部（图3-1-1 C）。部分带蒂浆膜下肌瘤可显示来自子宫动脉的蒂部供血（图3-1-2 C），部分较大的带蒂浆膜下肌瘤蒂部供血有时难以显示。子宫肌瘤动脉血流阻力接近子宫内正常血管（$RI \approx 0.6 \pm 0.1$），当瘤体较大时，血供丰富，RI可在0.4以下（图3-1-1 D、图3-1-2 D）。

2.超声造影表现　子宫肌瘤超声造影表现与其类型、大小及内部是否合并变性或坏死有关。

典型子宫肌瘤的超声造影表现：增强早期，假包膜内血管首先灌注呈环状高增强，并呈分支状进入瘤体内部（图3-1-1 E~F），而后内部均匀增强，瘤体增强时间多与子宫肌层同步，增强水平与子宫肌层一致或稍高（图3-1-1 G~H）。增强晚期，瘤体内部造影剂消退较正常子宫肌层快，呈低或稍低增强，假包膜消退相对较慢，始终呈稍高增强，边界清晰（图3-1-1 I~J）。

浆膜下肌瘤可观察到增强早期供血动脉先显影，瘤体增强时间与子宫肌层同步（图3-1-2 E~F），呈均匀的等增强（图3-1-2 G~H），具有与子宫肌层同步灌注的特点。增强晚期瘤体内部造影剂消退早于子宫肌层，呈稍低增强，边界清晰（图3-1-2 I~J）。

肌瘤变性坏死时，变性坏死区域无造影剂灌注，显示为无增强，边界清楚（图3-1-3 A~G）。

超声造影可清晰显示子宫肌瘤内部的变性坏死区域，可用于评价子宫肌瘤介入治疗术后的疗效。若介入治疗完全，则肌瘤内部无造影剂灌注（图3-1-4 A~G），治疗后随访复查显示病灶逐渐缩小。若治疗不完全，则病灶残留区域仍可见造影剂灌注，并可显示其动脉供血来源、范围、位置等，有利于指导后续治疗。

（三）检查体会

1.由于超声造影后肌瘤瘤体与正常子宫肌层回声差异

增大，故对于部分普通超声显示困难的肌瘤（如等回声的肌瘤、数量较多的小肌瘤等），超声造影有助于清晰显示肌瘤的位置、大小、数目、边界。

2. 蒂部显示不清、难以判断来源的带蒂浆膜下肌瘤或阔韧带肌瘤，仍具有与子宫肌层同步灌注的特点，可借此与卵巢来源肿物相鉴别。

3. 超声造影可了解肌瘤内部有无变性、坏死，有利于评价肌瘤介入治疗术后的效果。

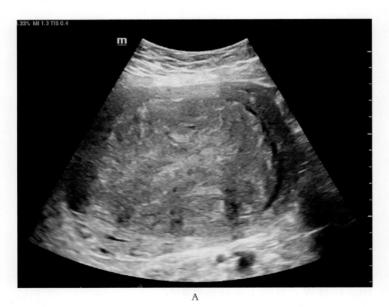

A

A. 灰阶超声：子宫明显增大，前壁肌层见低回声团，与周边肌层界限较清晰

图 3-1-1　子宫肌瘤的普通超声表现及超声造影表现

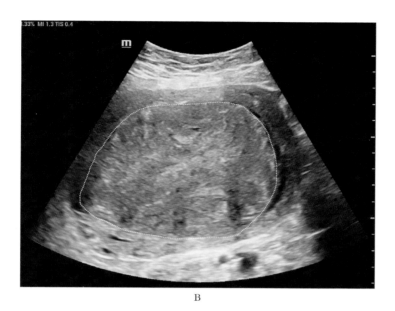

B

B. 白色虚线部分为灰阶超声显示的病灶范围

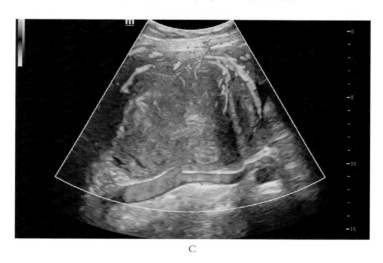

C

C. 彩色多普勒超声：瘤周有较丰富的半环状血流信号，瘤体内部血流信号较丰富

图 3-1-1　子宫肌瘤的普通超声表现及超声造影表现（续）

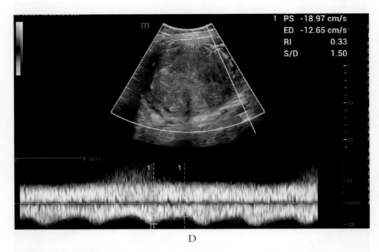

D

D. 频谱多普勒超声：瘤体周边及内部探及低阻动脉血流频谱，*RI*：0.33

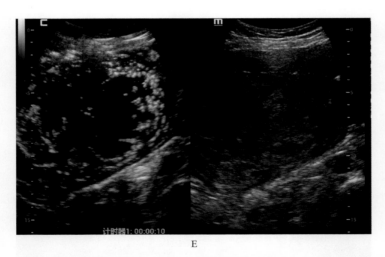

E

E. 超声造影：增强早期假包膜内血管首先灌注呈环状高增强，并呈分支状进

入瘤体内部

图 3-1-1 子宫肌瘤的普通超声表现及超声造影表现（续）

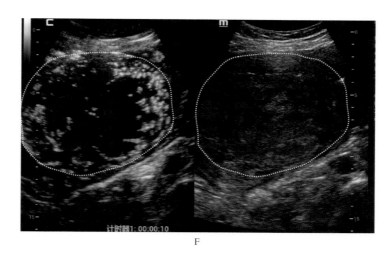

F

F. 白色虚线部分为超声造影显示的增强早期的病灶范围

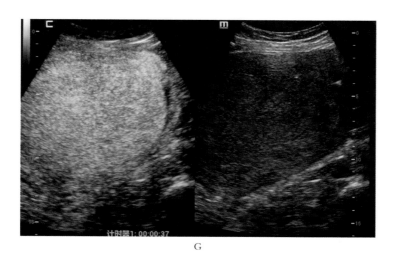

G

G. 超声造影：达峰时瘤体呈均匀等增强，增强水平与子宫肌层相当

图3-1-1　子宫肌瘤的普通超声表现及超声造影表现（续）

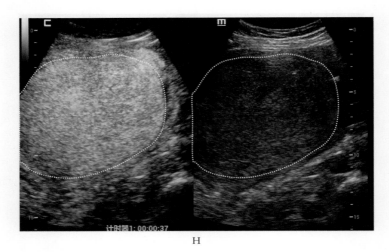

H

H. 白色虚线部分为造影达峰时期病灶范围

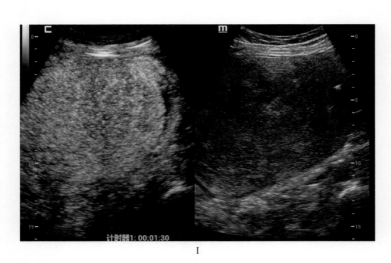

I

I. 超声造影：增强晚期瘤体呈均匀低增强，消退早于子宫肌层，假包膜消退
较慢，呈稍高增强，边界清楚

图 3-1-1　子宫肌瘤的普通超声表现及超声造影表现（续）

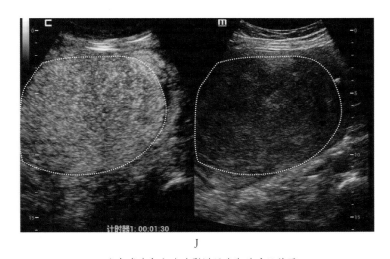

J

J. 白色虚线部分为造影增强晚期的病灶范围

图 3-1-1　子宫肌瘤的普通超声表现及超声造影表现（续）

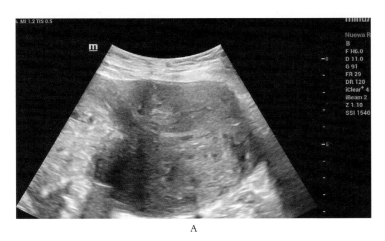

A

A. 灰阶超声：子宫左侧低回声团，与周边子宫肌层边界清楚，考虑浆膜下肌瘤

图 3-1-2　浆膜下子宫肌瘤的普通超声表现及超声造影表现

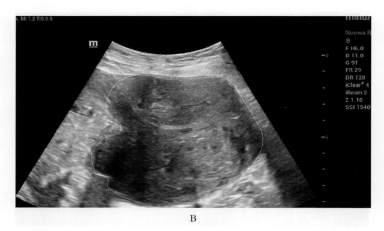

B

B. 白色虚线部分为灰阶超声显示的病灶范围

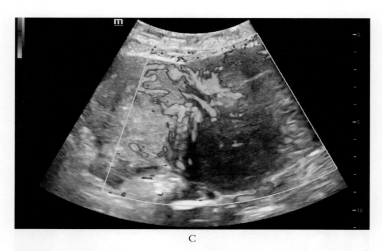

C

C. 彩色多普勒超声：瘤体周边及内部可见较丰富血流信号，供血动脉来自子
宫肌层

图3-1-2　浆膜下子宫肌瘤的普通超声表现及超声造影表现（续）

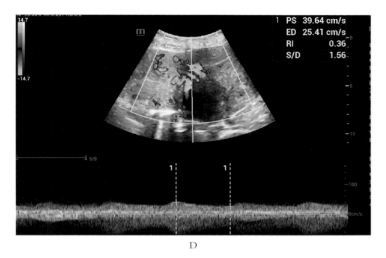

D. 频谱多普勒超声：瘤体周边探及低阻动脉血流频谱，*RI*：0.36

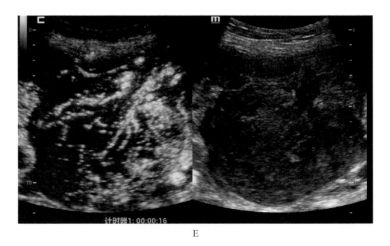

E. 超声造影：增强早期供血动脉先增强，瘤体增强时间与子宫肌层同步

图 3-1-2　浆膜下子宫肌瘤的普通超声表现及超声造影表现（续）

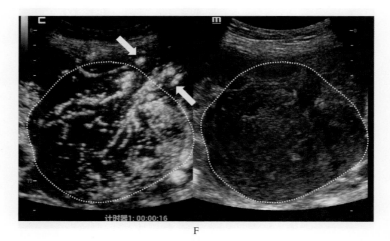

F

F. 白色虚线部分为增强早期的病灶范围，白色箭头显示肿块供血动脉来源于
子宫肌层

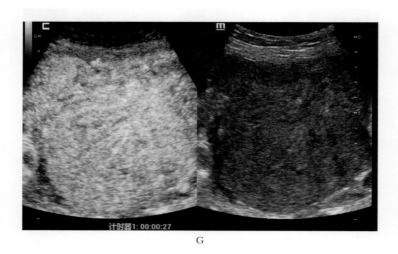

G

G. 超声造影：达峰时期，瘤体呈均匀等增强

图3-1-2　浆膜下子宫肌瘤的普通超声表现及超声造影表现（续）

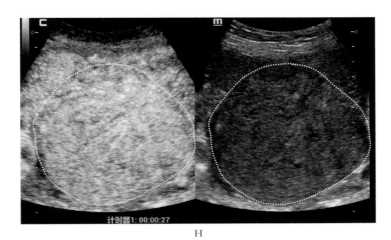

H

H. 白色虚线部分为达峰时期显示的病灶范围

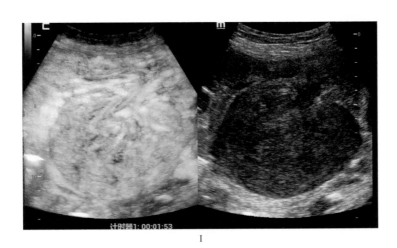

I

I. 超声造影: 增强晚期瘤体内部呈稍低增强, 消退早于子宫肌层, 边界清楚

图 3-1-2　浆膜下子宫肌瘤的普通超声表现及超声造影表现 (续)

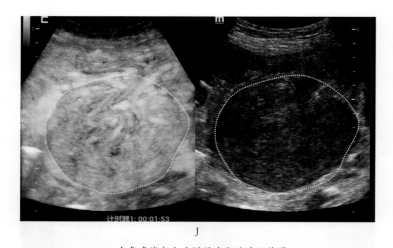

J

J. 白色虚线部分为增强晚期的病灶范围

图 3-1-2　浆膜下子宫肌瘤的普通超声表现及超声造影表现（续）

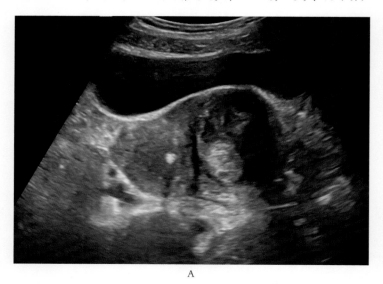

A

A. 灰阶超声：子宫左侧壁低回声团，内部回声不均匀，见高低混杂回声，与
周边子宫肌层边界清楚

图 3-1-3　子宫肌瘤红色样变的普通超声表现及超声造影表现

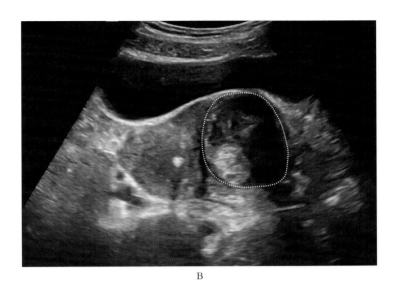

B

B. 白色虚线部分为灰阶超声显示的病灶范围

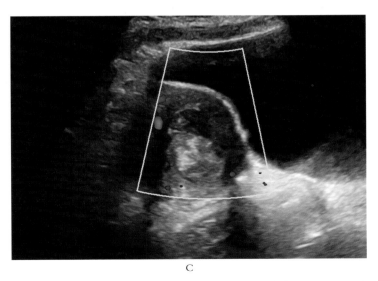

C

C. 彩色多普勒超声：瘤周见稀疏点状血流信号，瘤体内部未见明显血流信号

图3-1-3 子宫肌瘤红色样变的普通超声表现及超声造影表现（续）

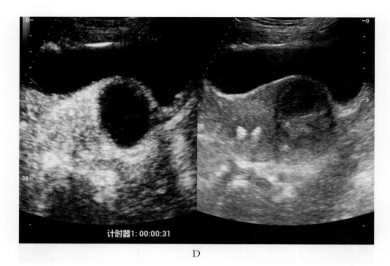

D. 超声造影：增强早期瘤体内部变性区域无造影剂灌注，边界清楚

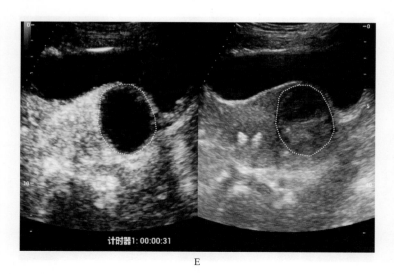

E. 白色虚线部分为增强早期的病灶范围

图3-1-3 子宫肌瘤红色样变的普通超声表现及超声造影表现（续）

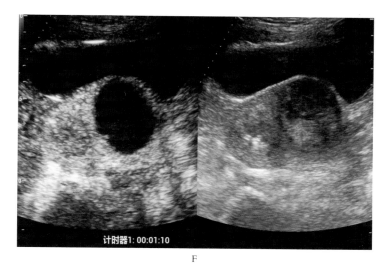

F

F. 超声造影: 增强晚期瘤体内部变性区域始终无造影剂灌注, 边界清楚

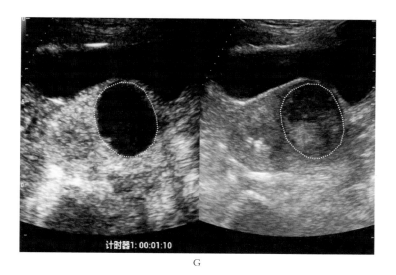

G

G. 白色虚线部分为增强晚期的病灶范围

图 3-1-3 子宫肌瘤红色样变的普通超声表现及超声造影表现 (续)

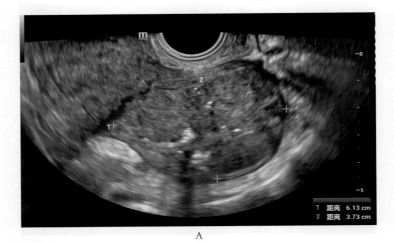

A

A. 灰阶超声：子宫后壁低回声团，大小约61mm×37mm，边界清晰，内部
回声不均匀，可见散在点状强回声

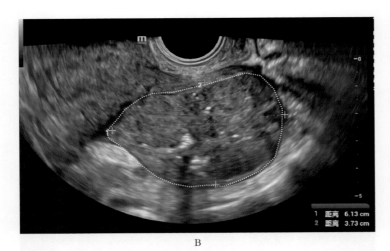

B

B. 白色虚线为灰阶超声显示的病灶范围

图3-1-4 子宫肌瘤介入治疗术后的普通超声表现及超声造影表现

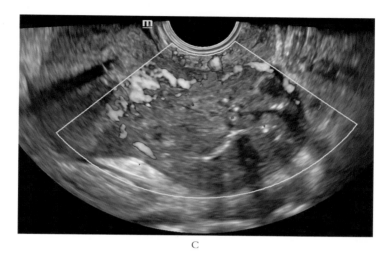

C

C. 彩色多普勒超声：瘤体周边见较丰富血流信号，瘤体内部未见明显血流信号

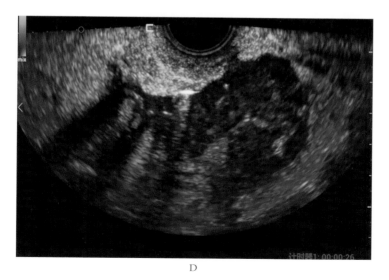

D

D. 超声造影：增强早期瘤体内部见少许稀疏造影剂灌注，大部分为无灌注区域

图3-1-4 子宫肌瘤介入治疗术后的普通超声表现及超声造影表现（续）

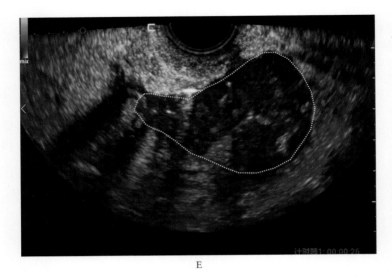

E

E. 白色虚线为增强早期的病灶范围

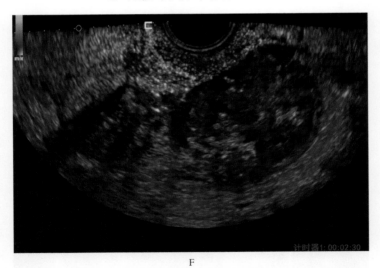

F

F. 超声造影：增强晚期瘤体内部变性坏死区域始终无造影剂灌注，提示瘤体
大部分区域已无血供，介入治疗效果较好

图3-1-4 子宫肌瘤介入治疗术后的普通超声表现及超声造影表现（续）

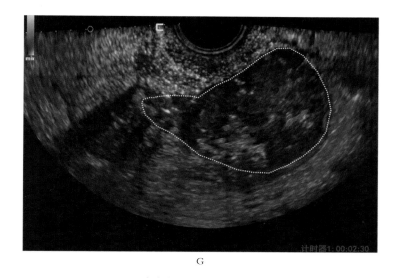

G

G. 白色虚线为增强晚期的病灶范围

图3-1-4　子宫肌瘤介入治疗术后的普通超声表现及超声造影表现（续）

二、子宫腺肌病

（一）概述

子宫内膜腺体及间质侵入子宫肌层，称为子宫腺肌病。根据《子宫腺肌病诊治中国专家共识》，其发病率为7%～23%。病灶可分为弥漫型及局限型两种，以弥漫型居多。病理上肌层内有粗厚肌纤维带和微囊腔，腔内偶有陈旧性血液。少数腺肌病病灶可呈局限性生长，形成结节状或团块状，形似肌壁间肌瘤，称为子宫腺肌瘤。病灶因局部反复出血导致周围纤维组织增生，无明显包膜结构，故与周围肌层界限不清。多次妊娠及分娩史、人工流产史、慢性子宫内膜炎等造成的子宫内膜基底层损伤是导致本病的主要危险因素。高水平雌孕激素刺激也可能是促进内膜向肌层生长的原因之一。主要临床症状包括经量增多、经期延长和逐渐加重的进行性痛经，也有部分患者无明显临床症状。

（二）普通超声表现和超声造影表现

1. 普通超声表现

弥漫型：子宫增大，病变区域肌层增厚，内部回声不均，有时后方回声呈栅栏样衰减，内膜线可居中或偏移。

局灶型：子宫腺肌瘤属于此类型，子宫呈不对称增大，形态不规整，局部隆起；病灶内回声不均，可伴少许声衰减；周围肌层正常，但病灶与周围肌层分界不清（图3-1-5 A ~ B）。

彩色多普勒：病灶内血流信号较正常增多，但伴有声衰减时，不容易显示出丰富的血流信号，呈星点状、条状散在分布，或呈放射状排列，腺肌瘤周边无明显环状血流包绕（图3-1-5 C）。病灶处动脉血流频谱与子宫动脉各级分支基本相同（图3-1-5 D），RI常大于0.5，平均RI约为0.6。

2. 超声造影表现　增强早期多条血管呈不规则分支状

进入病灶内，部分病灶呈不均匀高增强（图3-1-5 E~F），达峰时期整个病灶区域呈不均匀的高增强或等增强，无假包膜增强（图3-1-5 G~H）。增强晚期病灶区域造影剂消退呈不均匀低增强，与正常肌层边界不清，无假包膜增强（图3-1-5 I~J）。

超声造影可清晰显示子宫腺肌病内部的变性坏死区域，可用于评价子宫腺肌病消融术后的疗效。消融治疗术后坏死区域无造影剂灌注，以坏死区占病灶总面积百分比评价病灶消融率，原则上应做到消融率＞70%（图3-1-6 A~G）。

（三）检查体会

1.子宫腺肌瘤与子宫肌瘤在普通超声检查下有时难以鉴别。然而两者的超声造影表现不同，子宫腺肌瘤因无假包膜故周边无环状高增强。在造影剂灌注期，病灶区域内部因造影剂分布不均呈不均匀的高或等增强，直观地反映了病灶区域的血管分布特征，二者灌注模式不同，可作为鉴别诊断依据之一。

2.超声造影可以明确显示子宫腺肌病治疗后局部组织有无灌注，有助于消融治疗术后疗效评估。

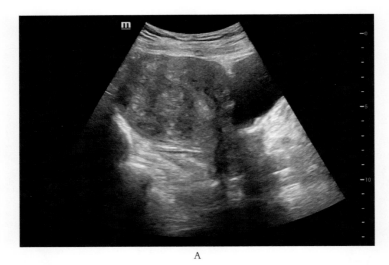

A

A. 灰阶超声：子宫后壁肌层增厚，范围约：63mm×49mm×65mm，病灶内部回声不均，与周边子宫肌层边界不清

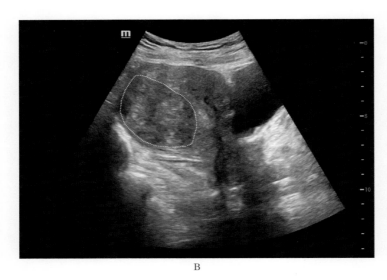

B

B. 白色虚线为灰阶超声显示的病灶范围

图3-1-5　子宫腺肌病的普通超声表现及超声造影表现

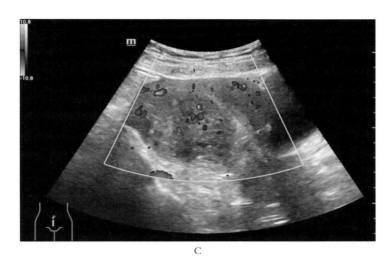

C

C. 彩色多普勒超声：病灶内部见散在点状血流信号

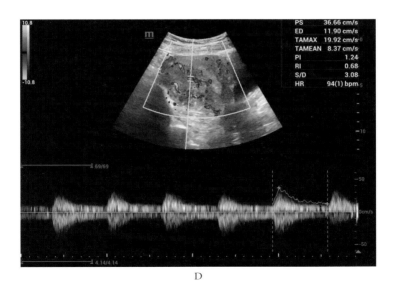

D

D. 频谱多普勒超声：病灶内部探及动脉血流频谱，*RI*：0.68

图3-1-5 子宫腺肌病的普通超声表现及超声造影表现（续）

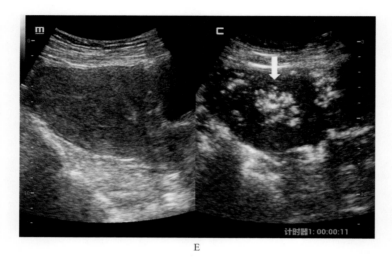

E

E. 超声造影：11s开始增强时，白色箭头显示部分病灶呈不均匀高增强

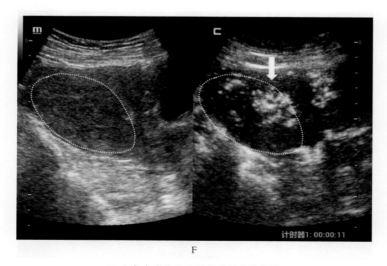

F

F. 白色虚线为开始增强时的病灶范围

图3-1-5　子宫腺肌病的普通超声表现及超声造影表现（续）

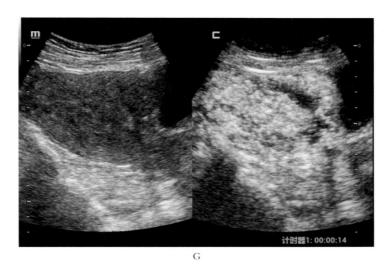

G

G. 超声造影：14s 达峰时期，整个病灶区域呈不均匀的等增强，无假包膜增强

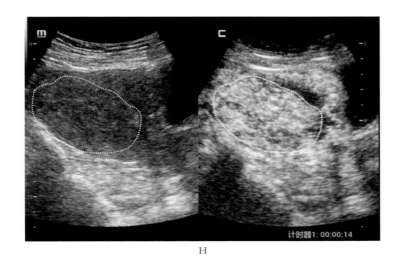

H

H. 白色虚线为达峰时期的病灶范围

图 3-1-5 子宫腺肌病的普通超声表现及超声造影表现（续）

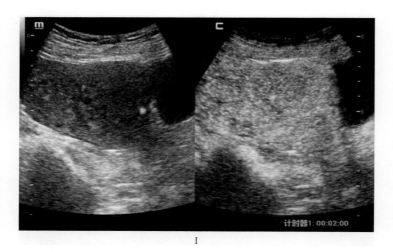

I

I. 超声造影显示增强晚期（120s）病灶消退呈不均匀低增强，与正常肌层边界不清，无假包膜增强

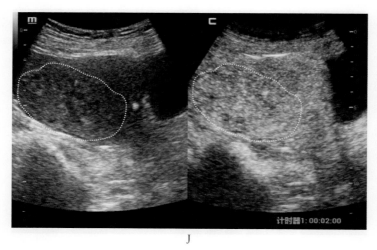

J

J. 白色虚线内为增强晚期超声造影显示的病灶范围

图3-1-5　子宫腺肌病的普通超声表现及超声造影表现（续）

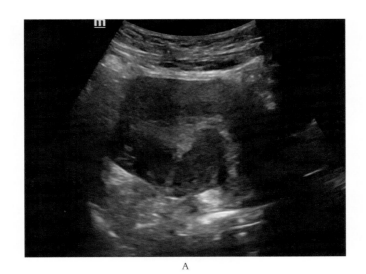

A

A. 灰阶超声：子宫后壁低回声区，与周边肌层边界不清，内部回声不均匀

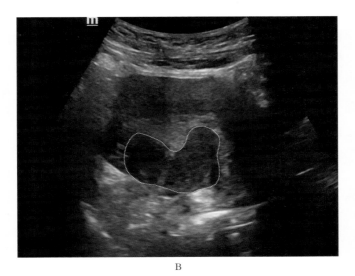

B

B. 白色虚线内为灰阶超声显示的病灶范围

图3-1-6　子宫腺肌病消融治疗术后的普通超声表现及超声造影表现

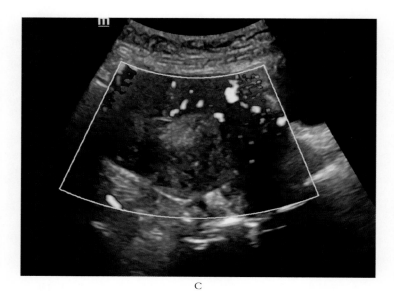

C

C.彩色多普勒超声：低回声区内部未见明显血流信号

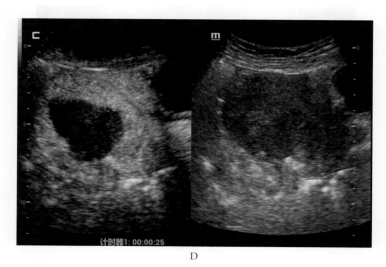

D

D.超声造影：增强早期病灶内部变性坏死区域无造影剂灌注，边界清楚

图3-1-6　子宫腺肌病消融治疗术后的普通超声表现及超声造影表现（续）

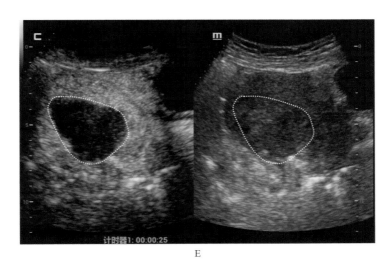

E

E. 白色虚线为增强早期的病灶范围

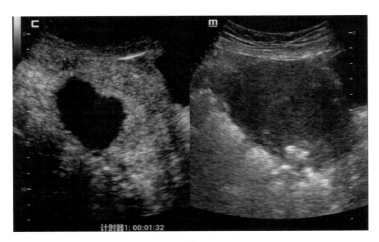

F

F. 超声造影显示增强晚期病灶内部变性坏死区域始终无造影剂灌注，边界清楚，
提示病灶消融完全

图3-1-6　子宫腺肌病消融治疗术后的普通超声表现及超声造影表现（续）

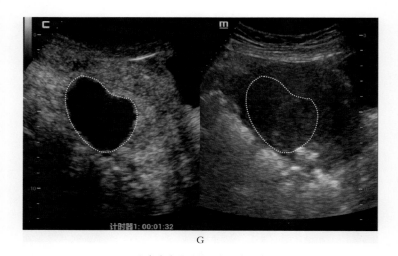

G. 白色虚线为增强晚期的病灶范围

图3-1-6　子宫腺肌病消融治疗术后的普通超声表现及超声造影表现（续）

三、子宫平滑肌肉瘤

（一）概述

子宫平滑肌肉瘤是较为少见的一种恶性肿瘤，占子宫肉瘤的45%，发病年龄常大于40岁，易发生盆腔血管、淋巴结及肺转移。子宫平滑肌肉瘤分为原发性及继发性两种。原发性平滑肌肉瘤源自子宫肌壁或肌壁间血管壁平滑肌组织，呈弥漫性生长，与子宫肌壁间无明显界限，无包膜。继发性平滑肌肉瘤为已存在的平滑肌瘤恶变形成，未用激素替代治疗的绝经后妇女出现子宫肌瘤增大，应考虑恶性可能。子宫平滑肌肉瘤早期临床表现一般不明显，随着疾病进展可出现阴道不规则流血、腹痛、腹部包块、压迫症状等。

（二）普通超声表现和超声造影表现

1. 普通超声表现　肿瘤瘤体增大，与周围肌层边界不清，假包膜消失，内部回声不均，间有不规则低或无回声区（图3-1-7 A~B）。多数病变可累及内膜，失去正常宫腔形态。

彩色多普勒：瘤体内血流信号丰富，血管形态不规则，血流方向紊乱，瘤周边无环绕血管（图3-1-7 C），超声可探及高速低阻的动脉血流频谱。

2. 超声造影表现　增强早期病灶区域呈不均匀高增强，灌注早于子宫肌层或与子宫肌层同步（图3-1-7 D~E），多数病灶中含无增强坏死区域（图3-1-7 F~G）。增强晚期病灶区域造影剂消退较慢，包膜不明显（图3-1-7 H~I）。

（三）检查体会

1.子宫平滑肌肉瘤二维超声表现缺乏特异性，特别是坏死区域较多者表现为内部血流信号不丰富，易与子宫肌瘤混淆。短期内迅速增大的子宫实性肿块，可建议行超声造影检查。

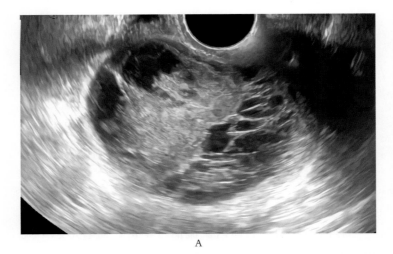

A

A. 灰阶超声：子宫体部囊实性混合回声团，内部见不规则无回声区及粗细不均分隔

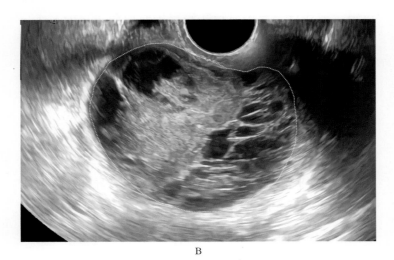

B

B. 白色虚线内为灰阶超声显示的病灶范围

图3-1-7 子宫平滑肌肉瘤的普通超声表现及超声造影表现

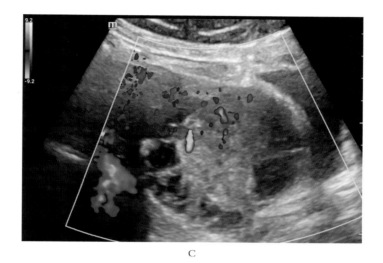

C

C. 彩色多普勒超声：病灶内部可见短条状血流信号

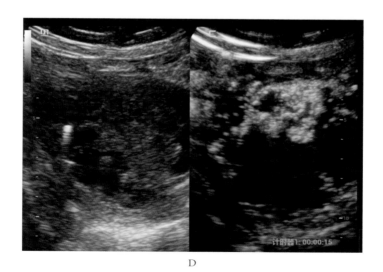

D

D. 超声造影：增强早期（15s）肿块周边无环状高增强，部分病灶区域呈不
均匀高增强，灌注早于子宫肌层，部分呈无增强

图3-1-7 子宫平滑肌肉瘤的普通超声表现及超声造影表现（续）

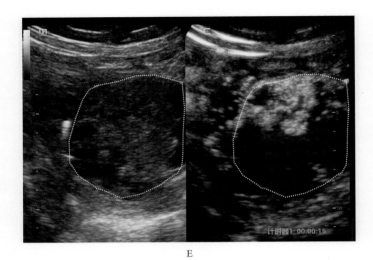

E

E. 白色虚线为增强早期的病灶范围

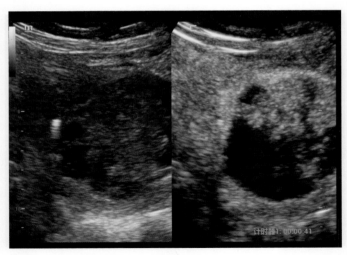

F

F. 超声造影：增强晚期（41s）病灶消退早于其旁正常子宫肌层，有灌注区
域范围较前增大

图3-1-7　子宫平滑肌肉瘤的普通超声表现及超声造影表现（续）

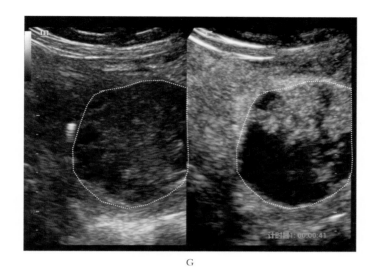

G

G. 白色虚线为超声造影显示的病灶范围

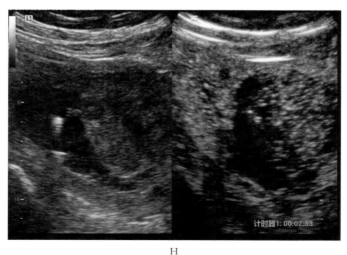

H

H. 超声造影：增强晚期（173s）病灶区域造影剂消退较慢，呈不均匀等增强

图 3-1-7　子宫平滑肌肉瘤的普通超声表现及超声造影表现（续）

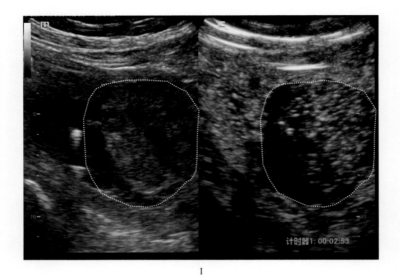

I

I. 白色虚线为超声造影显示的增强晚期的病灶范围

图3-1-7 子宫平滑肌肉瘤的普通超声表现及超声造影表现（续）

2.超声造影子宫肉瘤占位表现特点是肿块在增强早期迅速高增强和内部大片不规则无增强区，消退时无明显包膜感。

3.子宫肉瘤侵犯内膜和子宫内膜癌晚期侵犯肌层有类似的超声表现，超声造影亦难以区分组织学类型，需行病理学检查明确组织来源。

（徐净）

第二节
宫颈病变

一、宫颈良性病变

宫颈腺囊肿

（一）概述

宫颈上皮由子宫颈阴道部鳞状上皮、子宫颈管柱状上皮以及两者转化区组成。宫颈腺囊肿可能在子宫颈转化区内鳞状上皮取代柱状上皮过程中，新生的鳞状上皮覆盖子宫颈腺管口或伸入腺管，阻塞腺管口，导致腺体分泌物引流受阻、潴留而形成。宫颈腺囊肿也可能与慢性宫颈炎有关，子宫颈慢性炎症使腺管口狭窄，也可导致宫颈腺囊肿形成。宫颈腺囊肿大小差异较大，数毫米至数厘米不等，可单发或多发，较小囊肿无特殊临床意义，多发较大的囊肿合并感染后可以出现相应临床症状。

（二）普通超声表现及超声造影表现

1. 普通超声表现　宫颈腺囊肿起自宫颈管黏膜层，表现为突向宫颈实质内或宫颈管内类圆形无回声区，壁薄，后方回声增强，单发或多发，少数情况下呈蜂窝状，容易被误诊为肿瘤性病变（图3-2-1 A～B）。囊肿合并感染或出血时，囊内无回声区出现细密点状中等回声或絮状回声，有时与实性肿物难以鉴别（图3-2-2 A～B）。彩色多普勒显示部分病灶囊壁可见点状血流信号，内部未见血流信号（图3-2-1 C、图3-2-2 C）。

2. 静脉超声造影表现　典型单纯性宫颈腺囊肿一般不需要超声造影进行诊断，然而当多发囊肿呈蜂窝状难以与肿瘤合并液化坏死相鉴别，或当囊肿合并感染/出血难以与实性肿物相鉴别时，超声造影可提供帮助。前者增强早期显示病灶囊壁见血流灌注，稍晚于肌层，呈等增强或低增强，无回声区内无增强（图3-2-1 D～I）；增强晚期显示囊壁造影剂消退，呈低增强，可稍快于肌层，无回声区内仍无血流灌注（图3-2-1 J～K）。后者显示病灶内部全程无增强，仅显示囊壁增强时，可明确其为囊性肿物（图3-2-2 D～G）。

（三）检查体会

1. 常见的宫颈腺囊肿通过普通超声诊断并不困难，典型囊肿无须行超声造影。

2. 超声造影主要用于鉴别回声混杂的复杂宫颈腺囊肿，可以通过评估病灶微循环特点明确病变的物理性质，从而进行鉴别诊断。

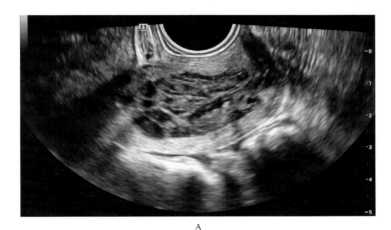

A

A.灰阶超声：宫颈内见混合回声区，呈蜂窝状，边界不清

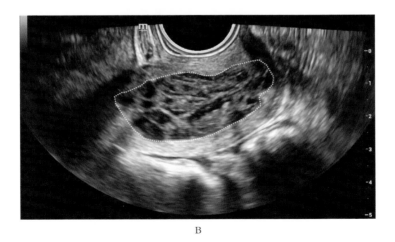

B

B.白色虚线内为灰阶超声显示的病灶范围

图3-2-1　宫颈腺囊肿（多发）普通超声及超声造影表现

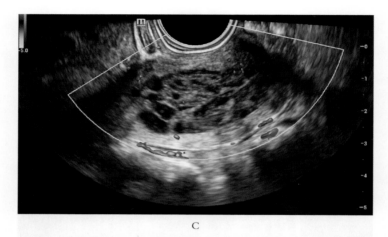

C

C.彩色多普勒超声：病灶内部实性部分见点状血流信号，无回声区内未探及
血流信号

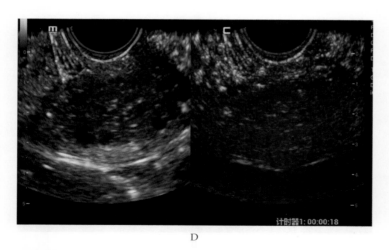

D

D.超声造影：增强早期，约18s肌层开始出现造影剂灌注，病灶内暂未见造
影剂灌注

图3-2-1　宫颈腺囊肿（多发）普通超声及超声造影表现（续）

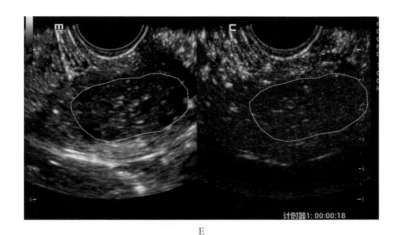

E

E.白色虚线为增强早期18s时的病灶范围

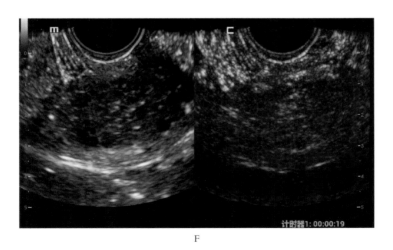

F

F.超声造影：增强早期，约19s病灶内开始出现少量造影剂

图3-2-1 宫颈腺囊肿（多发）普通超声及超声造影表现（续）

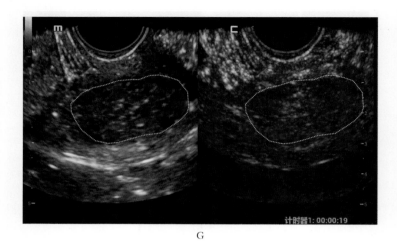

G

G. 白色虚线为增强早期19s时的病灶范围

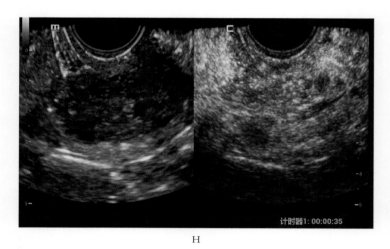

H

H. 超声造影：约35s时，病变区呈不均匀低增强，内部无回声区呈无增强

图3-2-1 宫颈腺囊肿（多发）普通超声及超声造影表现（续）

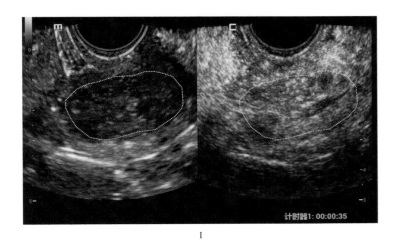

I

I.白色虚线为35s时的病灶范围

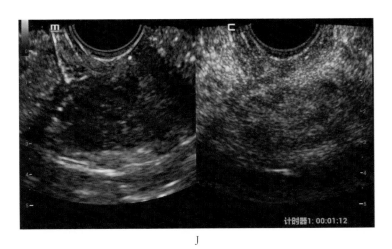

J

J.超声造影：增强晚期（72s），病变区内部造影剂消退呈低增强，无回声区
内部仍无血流灌注

图3-2-1　宫颈腺囊肿（多发）普通超声及超声造影表现（续）

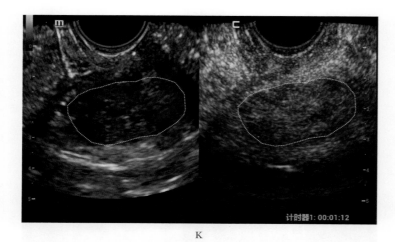

K

K.白色虚线为增强晚期的病灶范围

图3-2-1 宫颈腺囊肿（多发）普通超声及超声造影表现（续）

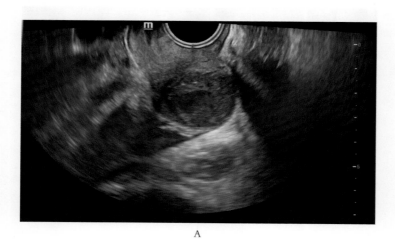

A

A.灰阶超声：宫颈后唇见类圆形低回声团，边界清晰

图3-2-2 类肿瘤样宫颈腺囊肿普通超声及超声造影表现

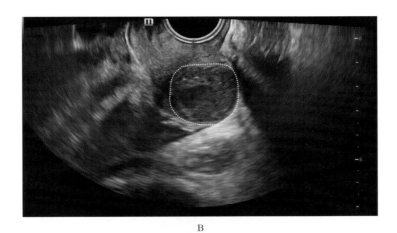

B

B. 白色虚线内为灰阶超声显示的病灶范围

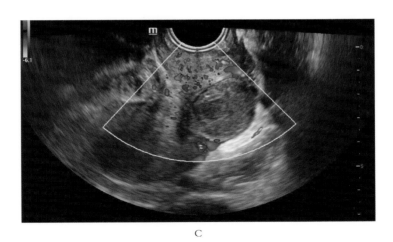

C

C. 彩色多普勒超声：病灶周边见点条状血流信号，内未探及血流信号

图3-2-2 类肿瘤样宫颈腺囊肿普通超声及超声造影表现（续）

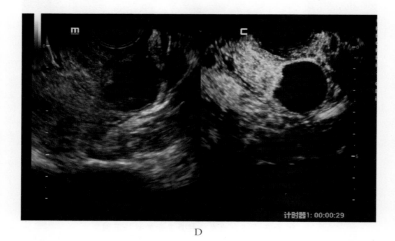

D

D. 超声造影：增强早期（29s），病灶囊壁可见造影剂灌注，呈环状高增强，
病灶内未见造影剂灌注，呈无增强区

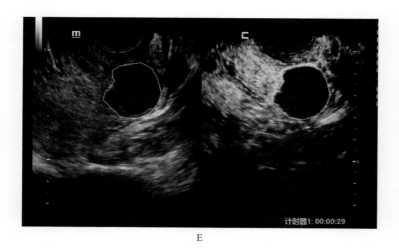

E

E. 白色虚线为增强早期的病灶范围

图3-2-2　类肿瘤样宫颈腺囊肿普通超声及超声造影表现（续）

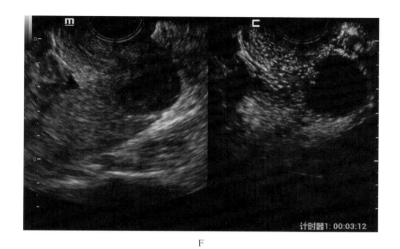

F

F. 超声造影：增强晚期（192s），病灶囊壁灌注消退呈低增强，内部仍无血
流灌注

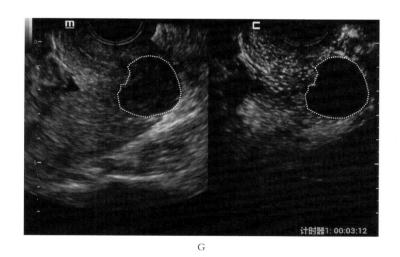

G

G. 白色虚线为增强晚期的病灶范围

图 3-2-2　类肿瘤样宫颈腺囊肿普通超声及超声造影表现（续）

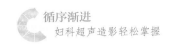

宫颈息肉

（一）概述

宫颈息肉（cervical polyp）是子宫颈长期受到刺激造成宫颈内膜组织增生性改变所致，由子宫内膜腺体、间质和血管组成。宫颈息肉呈单发或多发，扁圆或舌状，直径从数毫米到数厘米不等，表面光滑，质地柔软，可有蒂，蒂宽窄、长度不一。宫颈息肉常见的临床表现为不规则阴道少量点滴出血、白带增多等；也可无明显症状，在妇科检查和健康体检时被医生发现。

（二）超声表现及超声造影表现

1. **普通超声表现**　较小的宫颈息肉超声诊断困难，较大者表现为宫颈管内等回声或稍高回声团（图3-2-3 A～B），常呈类椭圆形，内部回声均匀，较大者内部可回声不均或有囊变。在彩色多普勒超声检查中，宫颈管息肉可显示短条状、带状的蒂部血流信号（图3-2-3 C），超声可探及中等或稍低阻力动脉血流频谱。

2. **静脉超声造影表现**　在增强早期，较大带蒂的息肉首先显示蒂部血管，随后息肉开始灌注。较小者一般难以显示蒂部血管。大多数息肉增强时间等于或晚于宫颈肌层，但早于宫颈内膜。少数息肉灌注稍早于肌层。典型的宫颈息肉在增强早期呈结节状，显示均匀的等增强或稍高增强，边界清晰（图3-2-3 D ~ G），增强晚期宫颈息肉内造影剂消退，呈低增强，但高于周围内膜，与肌层同步或晚于肌层消退（图3-2-3 H ~ I）。

（三）检查体会

1. 由于宫颈息肉与宫颈管内膜回声相似，仅通过灰阶超声容易漏诊或把增厚的宫颈管内膜误诊为宫颈息肉，因此，检查者需多切面扫查确认病灶的存在。宫颈管息肉蒂部血管的显示对常规超声诊断宫颈息肉有较大帮助。

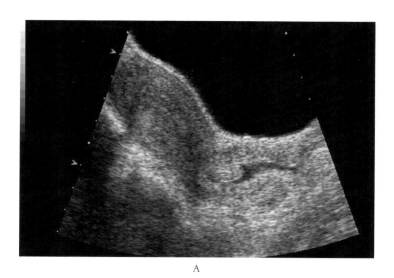

A

A. 灰阶超声：宫颈管分离，内见少量液体，宫颈管内见一个类椭圆形稍高回声团，形态规则

图3-2-3 宫颈息肉普通超声及超声造影表现

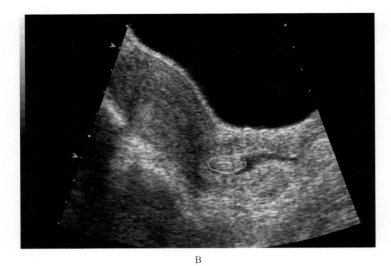

B

B. 白色虚线内为灰阶超声显示的病灶范围

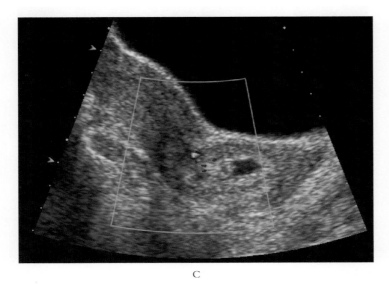

C

C. 彩色多普勒超声：稍高回声团蒂部内见短条状血流信号

图3-2-3 宫颈息肉普通超声及超声造影表现（续）

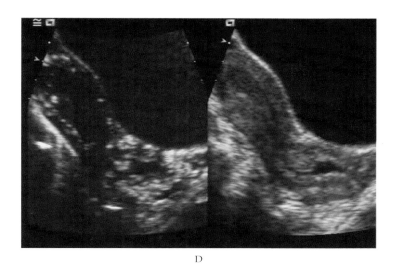

D

D. 超声造影：增强早期，宫颈息肉蒂部见造影剂首先灌注

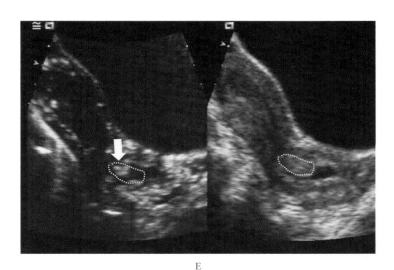

E

E. 白色虚线为增强早期的病灶范围，白色箭头为蒂部血管

图3-2-3　宫颈息肉普通超声及超声造影表现（续）

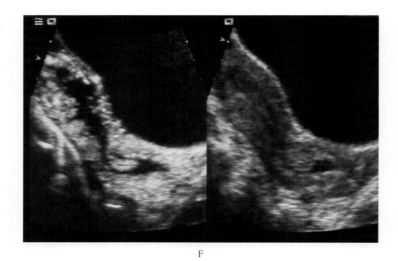

F

F. 超声造影：增强早期病灶灌注与子宫肌层同步，呈均匀等增强，边界清楚

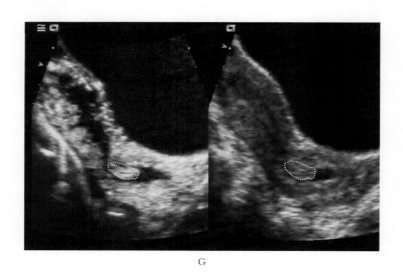

G

G. 白色虚线为增强早期的病灶范围

图3-2-3　宫颈息肉普通超声及超声造影表现（续）

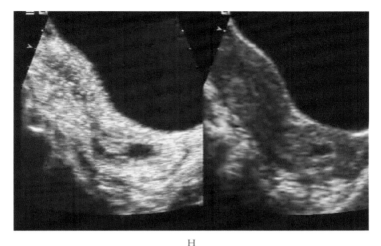

H

H. 超声造影：增强晚期，病灶造影剂灌注消退晚于宫颈黏膜，与肌层同步，呈低增强，增强水平仍高于周围黏膜，可清晰显示其边界

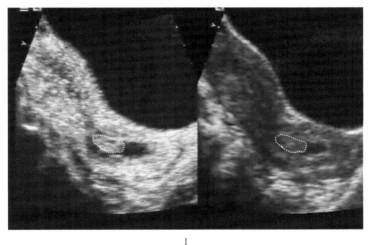

I

I. 白色虚线为增强晚期的病灶范围

图3-2-3　宫颈息肉普通超声及超声造影表现（续）

2.当宫颈管黏液分泌增多使宫颈管分离时，宫颈息肉的轮廓更容易显示清晰；病灶较小且无恶性表现时，超声造影的临床价值不大。如宫颈息肉较大且须与其他宫颈实性占位鉴别，尤其是需要与宫颈癌鉴别时，行超声造影有助于鉴别诊断。

3.超声造影检查时，宫颈息肉蒂部血管增强早于息肉病灶，表现为条状高增强，对宫颈息肉的诊断以及蒂部位置的确认有重要价值。

宫颈肌瘤

（一）概述

子宫肌瘤（cervical myoma）绝大多数长在子宫体部，宫颈肌瘤少见。宫颈肌瘤可位于浆膜下、肌壁间或黏膜下，但起源于宫颈部的黏膜下肌瘤更为少见，多数为宫体腔内带蒂的黏膜下肌瘤脱垂到宫颈管内甚至阴道内，或瘤体自宫腔延伸到宫颈内所致，称肌瘤脱垂。宫颈肌瘤病理上与子宫体肌瘤类似，由梭形平滑肌呈涡轮状排列，间以不等量的纤维结缔组织构成。宫颈肌瘤较大时会压迫周围正常的宫颈肌纤维形成假包膜。小的宫颈肌瘤常无任何临床症状，较大的宫颈肌瘤多表现为压迫症状、腰酸下坠感和/或月经异常。

（二）普通超声表现及超声造影表现

1. 普通超声表现　普通超声显示宫颈部实性结节，大多数呈低回声团，形态呈圆形或类椭圆形，边界清晰（图3-2-4 A～B、图3-2-5 A～B）。当宫颈肌瘤较大或多发性宫颈肌瘤可致宫颈增大变形，宫颈管结构显示不清。当宫颈肌瘤变性时，声像图改变与子宫体肌瘤变性相似。较大的宫颈肌瘤往往血供丰富，典型的彩色多普勒表现为肌瘤周边见环状或半环状血流信号，内部可见点条状血流信号（图3-2-4 C），常为中等阻力血流（图3-2-4 D）；血供丰富时可探及低阻力血流频谱。小的宫颈肌瘤常表现为内部血流信号不丰富。宫颈管内黏膜下子宫肌瘤常可显示长条状蒂部血流，由宫颈或宫体肌层延伸而至（图3-2-5 C），频谱多普勒探及中等或稍低阻力动脉血流频谱（图3-2-5 D）。

2. 静脉超声造影表现　宫颈肌瘤造影模式跟宫体肌瘤类似。较大宫颈肌瘤增强早期表现为假包膜内的血管首先灌注，呈环状增强并分支进入瘤体内部（图3-2-4 E～F），随后整个瘤体均匀或欠均匀增强，呈等增强或稍高增强，增强时间稍早于子宫肌层（图3-2-4 G～H）。当肌瘤变性坏死时，内部出现无血流灌注区，表现为瘤体不均匀增强。小的宫颈肌瘤假包膜早期增强，分支状血流灌注不明显，常表现为瘤体与肌层同步均匀增强。增强晚期，宫颈肌瘤内部造影剂消退较正常肌层快，表现为相对低增强。较大的宫颈肌瘤假包膜消退相对较慢，呈稍高增强，因而瘤体边界显示更清晰（图3-2-4 I~J）。

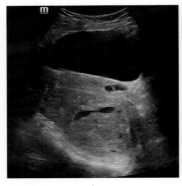
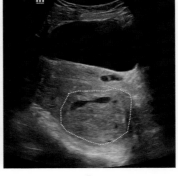

A	B
A. 灰阶超声：宫颈见一类圆形低回声团，边界尚清晰，内部回声不均匀，可见不规则形无回声区	B. 白色虚线内为灰阶超声显示的病灶范围

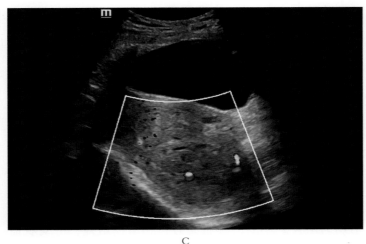

C

C. 彩色多普勒超声：病灶内部可见点条状血流信号

图3-2-4　宫颈肌瘤普通超声及超声造影表现

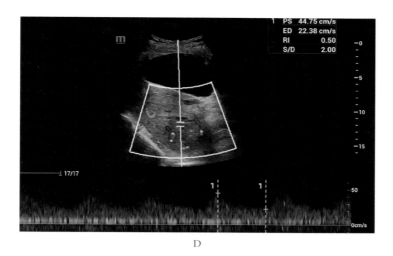

D

D. 频谱多普勒超声：病灶内部探及血流信号，为中等阻力血流，*RI*：0.5

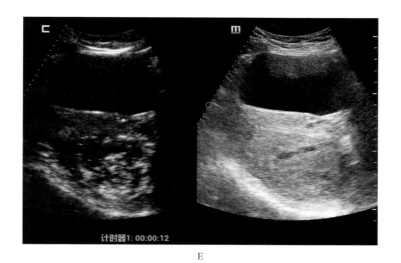

E

E. 超声造影：增强早期（12s），病灶假包膜内的血管首先灌注呈环状高增
强，造影剂由周边向瘤体内部灌注

图 3-2-4 宫颈肌瘤普通超声及超声造影表现（续）

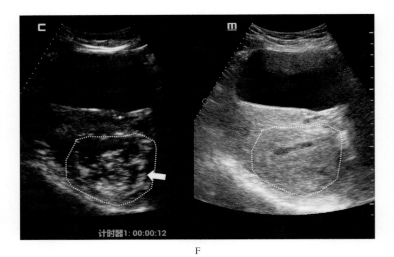

F

F. 白色虚线为增强早期的病灶范围，白色箭头显示假包膜内的血管

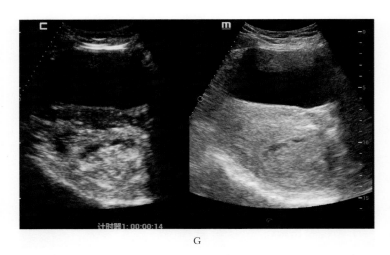

G

G. 超声造影：增强早期（14s）时整个瘤体灌注稍早于周边肌层，呈稍高增
强，造影剂灌注欠均匀

图3-2-4　宫颈肌瘤普通超声及超声造影表现（续）

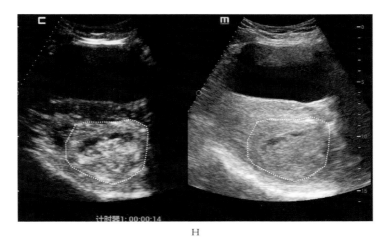

H

H. 白色虚线为增强早期（14s）时的病灶范围

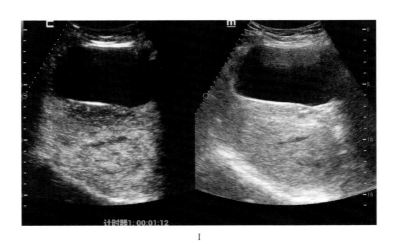

I

I. 超声造影：增强晚期（72s），病灶内造影剂较子宫肌层消退慢，呈稍高增强，瘤体边界清晰

图3-2-4　宫颈肌瘤普通超声及超声造影表现（续）

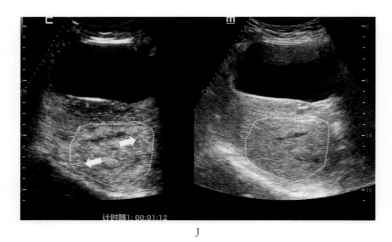

J

J. 白色虚线为增强晚期（72s）的病灶范围，白色箭头显示假包膜消退较慢，稍高于瘤体内部增强水平

图 3-2-4　宫颈肌瘤普通超声及超声造影表现（续）

　　宫颈管内黏膜下子宫肌瘤增强早期常可显示为长条状蒂部血管先灌注，起自宫颈或宫体肌层，下行后呈分支状进入瘤体（图 3-2-5 E ~ F），较大的瘤体内部逐步增强，可稍早于肌层增强，较小瘤体可与肌层同步增强，呈高增强或等增强（图 3-2-5 G ~ H）。增强晚期，瘤体内部造影剂消退早于肌层，呈低增强，蒂部血管造影剂消退较慢，仍呈稍高增强（图 3-2-5 I ~ J）。

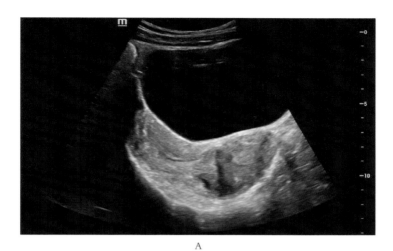

A

A. 灰阶超声：宫颈管内低回声团，类椭圆形，边界清晰

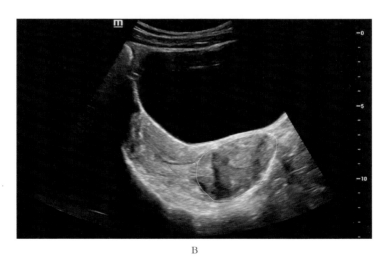

B

B. 白色虚线内为灰阶超声显示的病灶范围，红色虚线为蒂部

图3-2-5　宫颈黏膜下子宫肌瘤普通超声及超声造影表现

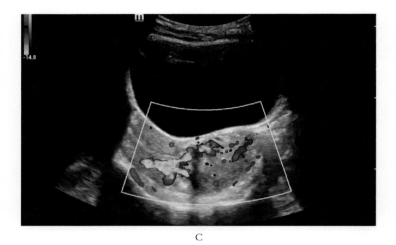

C

C. 彩色多普勒超声：长条状蒂部血流由宫颈后壁下段肌层延伸而至瘤体，并
呈分支状进入瘤体内部

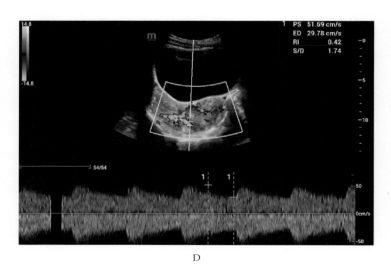

D

D. 频谱多普勒超声：瘤体周边见较丰富血流信号，为低阻动脉血流，*RI*：0.42

图 3-2-5 宫颈黏膜下子宫肌瘤普通超声及超声造影表现（续）

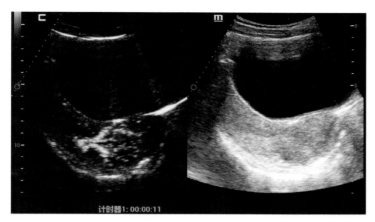

E

E. 超声造影：增强早期（11s），长条状蒂部血管首先灌注，由宫颈后壁下段肌层发出，随后，包绕瘤体周围，使其呈半环状高增强，并呈分支状进入瘤体内部，稍早于肌层灌注

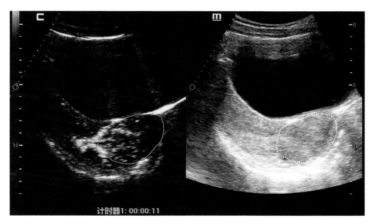

F

F. 白色虚线为增强早期的病灶范围，红色虚线为蒂部

图 3-2-5　宫颈黏膜下子宫肌瘤普通超声及超声造影表现（续）

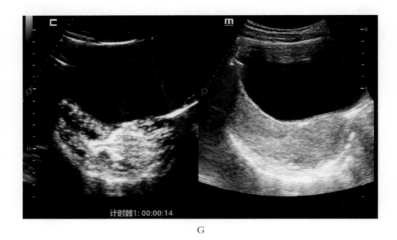

G

G. 超声造影：增强早期（14s）造影剂灌注范围继续扩大，瘤体内部逐步灌
注为高增强

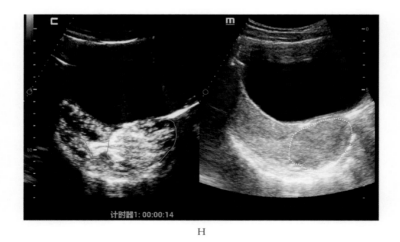

H

H. 白色虚线为增强早期（14s）的病灶范围

图 3-2-5　宫颈黏膜下子宫肌瘤普通超声及超声造影表现（续）

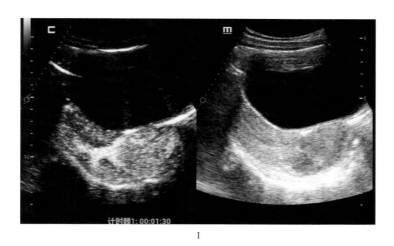

I

I. 超声造影：增强晚期，瘤体内部造影剂灌注消退，呈低增强，蒂部血管灌注消退较晚，仍呈稍高增强

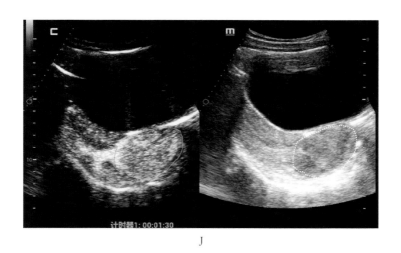

J

J. 白色虚线为超声造影显示的增强晚期的病灶范围

图 3-2-5　宫颈黏膜下子宫肌瘤普通超声及超声造影表现（续）

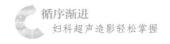
（三）检查体会

1. 某些宫颈肌瘤也可表现为快进快退造影增强模式，有时难与宫颈癌相鉴别，需注意增强早期有无环状高增强的肌瘤假包膜，还需结合临床症状、实验室检查和常规超声综合判断。

2. 宫体腔内带蒂的黏膜下肌瘤脱垂到宫颈管内时，超声造影可明确蒂部血管的位置、长度，病灶的大小及血供情况，为临床精准治疗提供有效信息。

二、宫颈恶性病变

宫颈癌

（一）概述

宫颈癌（cervical cancer）是最常见的女性生殖道恶性肿瘤，好发于 20～50 岁妇女。其最常见临床症状为阴道接触性出血和异常排液。高危型人乳头瘤病毒（human papilloma virus，HPV）是宫颈癌的主要危险因素。近年来，随着 HPV 疫苗的接种以及宫颈细胞学筛查的普及，其发病率有所下降。宫颈癌最常见的组织学类型主要是鳞状细胞癌，其次是腺癌，主要的转移途径为直接蔓延及淋巴转移，血行转移极少见。宫颈癌的临床分期主要采用国际妇产科联盟（FIGO）2018年修订的临床分期标准。常规超声检查是诊断宫颈癌的常用检查技术，但其对早期诊断以及临床分期价值有限，而超声造影可为宫颈癌诊断及浸润范围的评估提供更加丰富的信息。

（二）普通超声表现和超声造影表现

1. 普通超声表现　ⅠA期宫颈癌病灶浸润深度小于5mm，宫颈可无明显形态学及局部微循环的改变，普通超声检查常无异常表现，部分ⅠB期宫颈癌因病灶较小也容易漏诊。当Ⅱ期以上宫颈癌病灶增大形成明显肿块时，普通超声较容易显示。典型宫颈癌的声像图表现为宫颈增大，形态不规则，宫颈部见实性低回声团，边界欠清，边缘不规整，内部回声不均匀（图3-2-6 A～B、图3-2-7 A～B）；或者表现为宫颈管结构消失，整个宫颈呈回声杂乱的低回声团。当病灶侵犯宫腔下段、阴道上段和宫旁组织时，表现为低回声团向周边延伸，病灶与周边组织分界不清，部分病例的宫颈并无明显增大，此时容易漏诊（图3-2-8 A、B）。宫颈癌组织为适应快速生长需要会促使大量新生血管形成，这种新生血管管壁薄，缺乏弹力纤维，常合并存在动静脉分流，此时血流速度快且阻力较低，彩色多普勒通常显示病灶内条状或树枝状的丰富血流信号（图3-2-6 C、图3-2-7 C、图3-2-8 D），以低阻力动脉血流为主（图3-2-6 D、图3-2-7 D）。

少数病例经腹部超声血流信号不明显，可能因声衰减等因素难以显示，此时建议经阴道超声或超声造影检查（图3-2-8 C）。

2.静脉超声造影表现　已有研究显示超声造影对于ⅠA期宫颈癌的诊断价值有限，其造影模式与正常宫颈造影模式类似，无明显异常造影剂灌注区。ⅠB期以上宫颈癌病灶与正常宫颈组织供血血管特性不同，增强早期病灶血流灌注早于子宫肌层，多数表现为均匀或不均匀高增强，与周围正常组织的回声差异明显，可清晰显示病灶范围边界（图3-2-6 E~F、图3-2-7 E~F、图3-2-8 E~H），后期病灶内造影剂消退速度较快，呈低增强或等增强；部分病灶在增强晚期周边因造影剂滞留时间较长仍呈稍高增强，此时可较清晰显示出病灶区的范围，判断邻近组织浸润情况（图3-2-6 G~H、图3-2-7 G~H、图3-2-8 I~J）。有研究显示超声造影与MRI测量病灶大小在3个维度上高度相关：两者检测阴道和宫旁浸润具有中等一致性，检测子宫体、膀胱和直肠浸润具有良好的一致性。也有研究表明超声造影检查能明确肿瘤直径、体积大小及肿瘤血流灌注改变情况，且诊断肿瘤灭活的准确度高，可为临床评估放化疗疗效提供重要数据参考。

（三）检查体会

1.对于临床怀疑早期宫颈癌而常规超声检查未发现明显异常的病例，通过超声造影可能会发现宫颈局部血流灌注的异常表现，对诊断有一定的帮助。

2.通过超声造影观察宫颈癌放化疗前后病灶增强范围的变化以及超声造影血流参数的变化，可能为临床提供有效的疗效评价依据。

3.相比于常规超声，超声造影能更清晰地显示肿瘤边界，可能有助于判断宫颈癌分期。

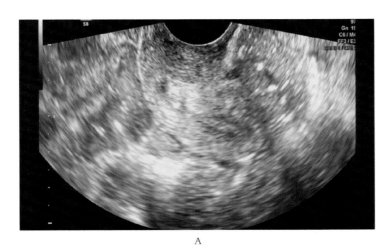

A

A. 灰阶超声：宫颈部见类圆形实性低回声团，边界欠清，边缘尚规则

图3-2-6　Ⅰ B1期宫颈癌普通超声表现及超声造影表现

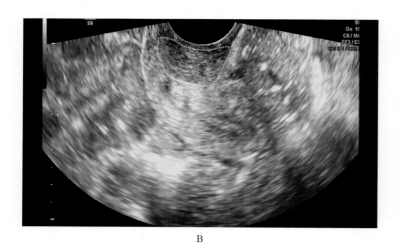

B

B.白色虚线内为灰阶超声显示的病灶范围

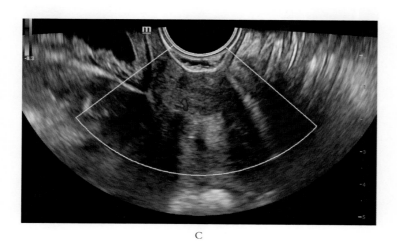

C

C.彩色多普勒超声：病灶周边见点条状血流信号

图3-2-6　Ⅰ B1期宫颈癌普通超声表现及超声造影表现（续）

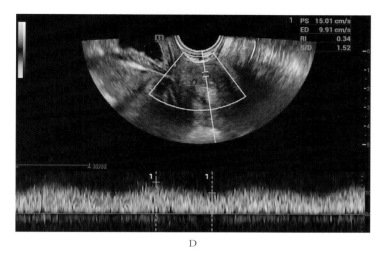

D

D. 频谱多普勒超声：病灶内探及低阻力动脉血流频谱，*RI*: 0.34

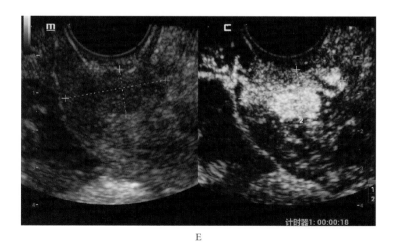

E

E. 超声造影：增强早期（18s），病灶造影剂灌注早于子宫肌层，呈不均匀高
增强

图 3-2-6　ⅠB1 期宫颈癌普通超声表现及超声造影表现（续）

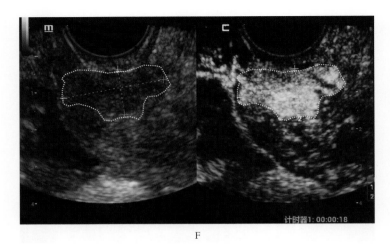

F

F. 白色虚线为增强早期的病灶范围

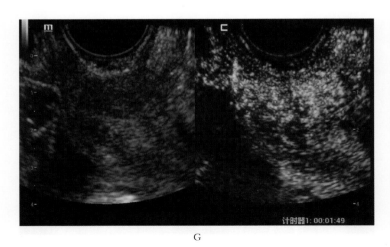

G

G. 超声造影：增强晚期（109s），病灶内造影剂消退，增强水平仍高于周边
肌层

图3-2-6　ⅠB1期宫颈癌普通超声表现及超声造影表现（续）

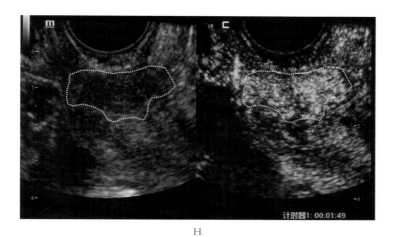

H

H. 白色虚线为增强晚期的病灶范围

图 3-2-6 ⅠB1期宫颈癌普通超声表现及超声造影表现（续）

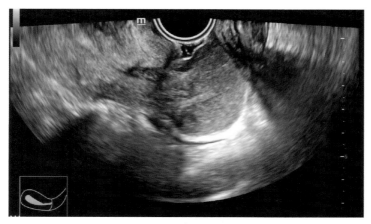

A

A. 灰阶超声：宫颈增大，后唇至宫颈外口处可见实性低回声团，边界尚清晰

图 3-2-7 ⅡA2期宫颈癌普通超声表现及超声造影表现

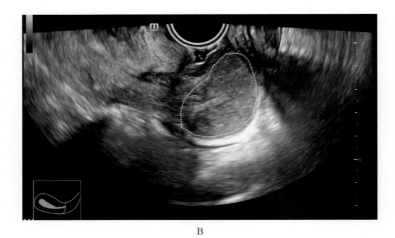

B

B. 白色虚线内为灰阶超声显示的病灶范围

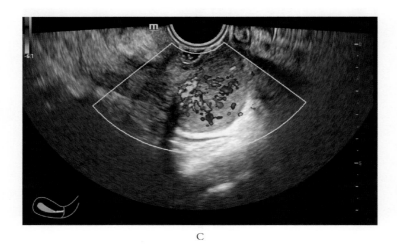

C

C. 彩色多普勒超声：病灶内可见丰富的树枝状血流信号

图3-2-7　ⅡA2期宫颈癌普通超声表现及超声造影表现（续）

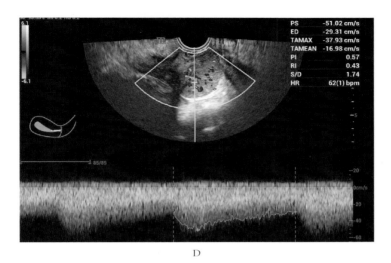

D

D. 频谱多普勒超声：病灶内探及低阻力动脉血流频谱，*RI*：0.43

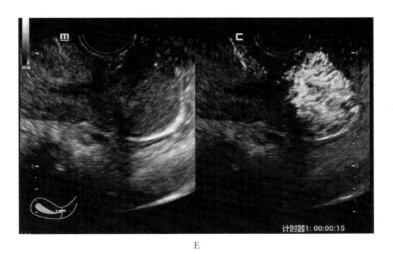

E

E. 超声造影：增强早期（15s），病灶呈不均匀高增强，灌注时间早于子宫肌层

图 3-2-7　ⅡA2 期宫颈癌普通超声表现及超声造影表现（续）

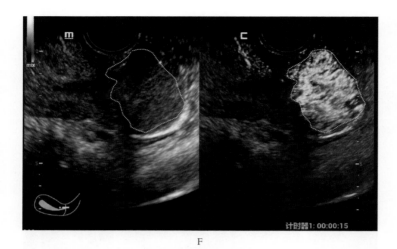

F

F. 白色虚线为增强早期的病灶范围

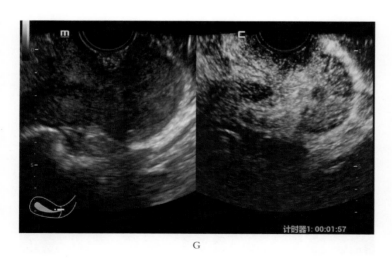

G

G. 超声造影：增强晚期（117s），病灶内部造影剂灌注消退呈低增强，其后
方及周边阴道壁呈半环状稍高增强，病灶边界清晰显示

图3-2-7　ⅡA2期宫颈癌普通超声表现及超声造影表现（续）

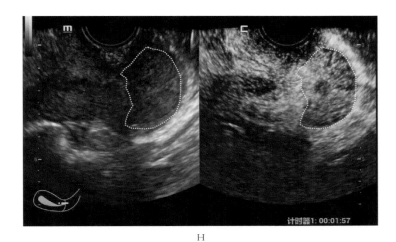

H

H. 白色虚线为增强晚期的病灶范围

图3-2-7　ⅡA2期宫颈癌普通超声表现及超声造影表现（续）

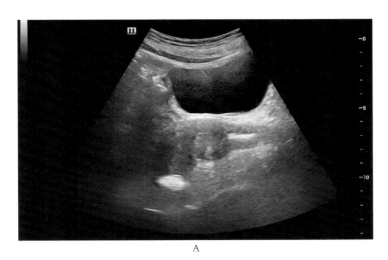

A

A.经腹部灰阶超声：宫颈无明显增大，形态尚规则，宫颈后唇稍膨大，难以
显示病灶边界

图3-2-8　ⅢA期宫颈癌普通超声及超声造影表现

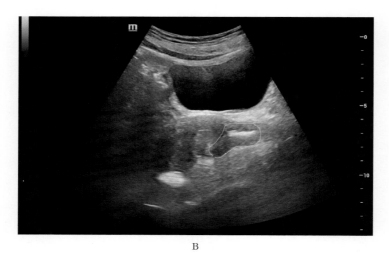

B

B.白色虚线内为灰阶超声显示的可疑病灶范围

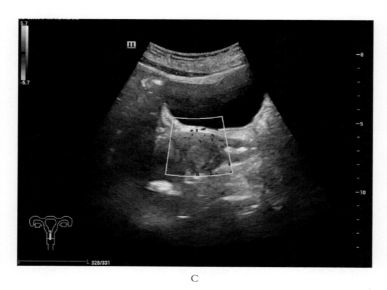

C

C.经腹部彩色多普勒超声：宫颈部未见明显丰富血流信号

图3-2-8　ⅢA期宫颈癌普通超声及超声造影表现（续）

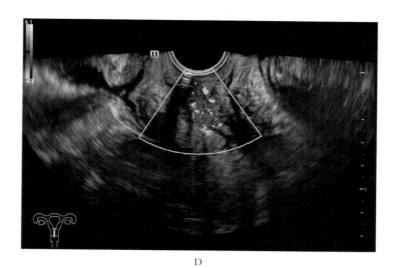

D

D.经阴道多普勒彩超：增厚的阴道后壁血流信号较丰富

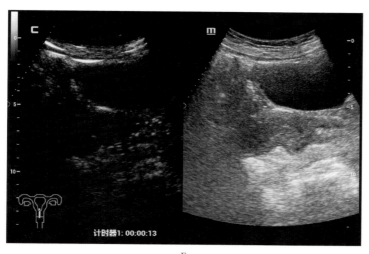

E

E.超声造影：增强早期（13s），宫颈后唇及阴道后壁首先见稀疏少许造影剂
灌注，早于其余肌层

图3-2-8　ⅢA期宫颈癌普通超声及超声造影表现（续）

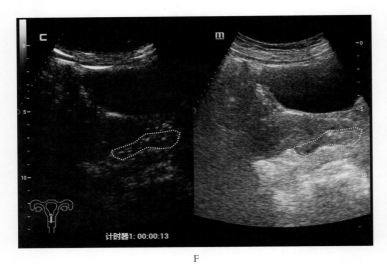

F

F.白色虚线部分为增强早期（13s）的病灶范围

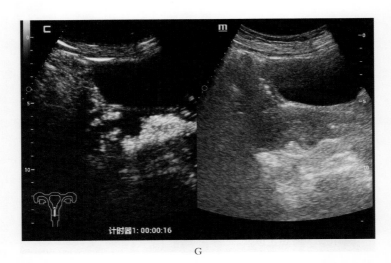

G

G.超声造影：增强早期（16s），宫颈后唇及阴道壁灌注呈均匀高增强，早于
子宫肌层

图3-2-8　ⅢA期宫颈癌普通超声及超声造影表现（续）

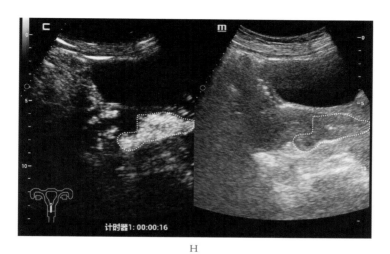

H

H.白色虚线部分为超声造影增强早期（16s）的病灶范围

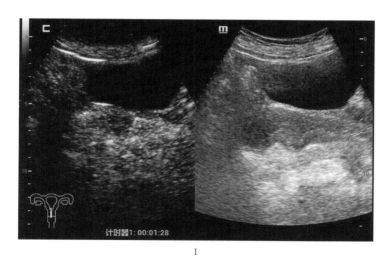

I

I.超声造影：增强晚期（88s），宫颈后唇及阴道壁造影剂灌注消退，病灶周边部增强水平仍高于正常肌层

图3-2-8　ⅢA期宫颈癌普通超声及超声造影表现（续）

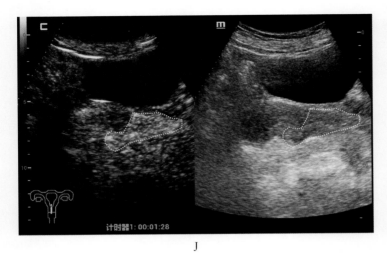

J

J.白色虚线为增强晚期的病灶范围

图3-2-8　ⅢA期宫颈癌普通超声及超声造影表现（续）

（曹君妍）

第三节
宫腔病变

一、宫腔良性病变

内膜增生

（一）概述

子宫内膜增生是子宫内膜腺体发生大小和形状不规则的增生，常由孕激素的补偿性作用未能拮抗雌激素的长期刺激作用引起。常见临床表现为异常子宫出血，在青春期围绝经期的女性中最为常见。根据2020年WHO分类系统，子宫内膜增生分为子宫内膜增生不伴非典型性和子宫内膜非典型增生两类。子宫内膜增生不伴非典型性的定义为子宫内膜过度增生，超出正常子宫内膜增殖期晚期的范畴，通常为弥漫性增生，也可以为局限性，进展为子宫内膜癌的风险为1%～3%。子宫内膜非典型增生的定义为子宫内膜腺体的增生明显超过间质，局限性或弥漫性，具有相同或相似于高分化子宫内膜癌的细胞学特征，但缺乏明确的间质浸润，进展为子宫内膜癌的风险为25%～33%。

（二）普通超声表现和超声造影表现

1. **普通超声表现** 正常育龄期女性的子宫内膜厚度随月经周期进展而发生周期性变化，文献报道分泌期子宫内膜最厚可达16~18mm。当绝经后女性子宫内膜厚度≤4mm时，发生子宫内膜癌的阴性预测值＞99%。子宫内膜过度增厚且回声不均匀时需引起重视。子宫内膜增生灰阶超声表现为均匀高回声或内见散在小囊状无回声区，内膜基底层与肌层分界清楚（图3-3-1 A~C、图3-3-3 A~B）。

彩色多普勒超声根据内膜增生的程度不同而表现不一，轻度增生表现为子宫内膜可无血流信号或仅显示稀疏血流信号（图3-3-1 D）；重度增生内膜可见条状血流信号，可显示低至中等阻力动脉频谱（图3-3-3 C~D）。

2. **超声造影表现** 造影剂灌注及消退顺序与正常子宫类似，即内膜灌注时间晚于肌层（图3-3-2 A~B），消退早于肌层（图3-3-2 C~D）。若出现增强顺序或强度的改变，如出现早增强、早消退、高增强，需要注意非典型增生甚至恶变可能（图3-3-4 A~F）。

（三）检查体会

1. 良性子宫内膜增生时，造影剂的灌注及消退顺序与正常子宫一致。合并囊性变时，囊变部分无增强。

2.当造影剂的灌注、消退顺序及增强强度发生改变时，尤其是提前灌注，需注意内膜非典型增生及恶变的可能。

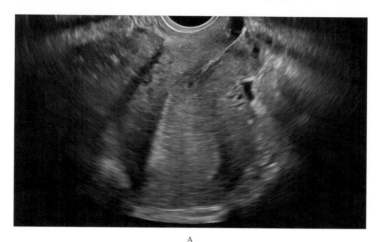

A

A.灰阶超声：子宫内膜呈均匀增厚，与肌层分界清晰

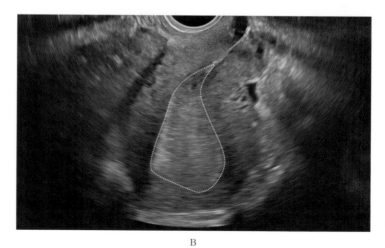

B

B.白色虚线部分表示子宫内膜范围

图3-3-1　子宫内膜增生不伴非典型性的普通超声表现

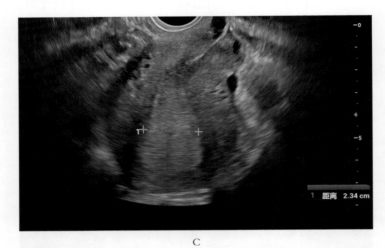

C

C. 灰阶超声：子宫内膜厚度测量

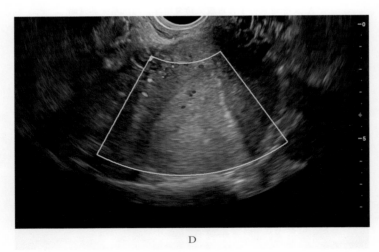

D

D. 彩色多普勒超声：显示内膜内见稀疏点状血流信号

图 3-3-1　子宫内膜增生不伴非典型性的普通超声表现（续）

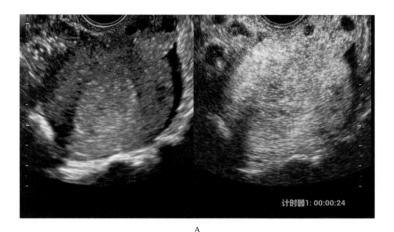

A

A. 超声造影：增强早期（24s），子宫内膜造影剂灌注晚于子宫肌层，呈均匀
低增强

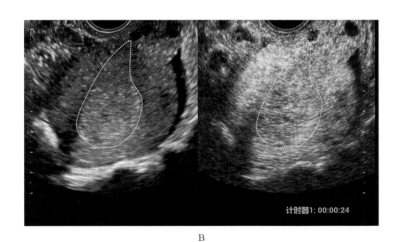

B

B. 白色虚线为增强早期（24s）子宫内膜灌注范围

图3-3-2　子宫内膜增生不伴非典型性的超声造影表现

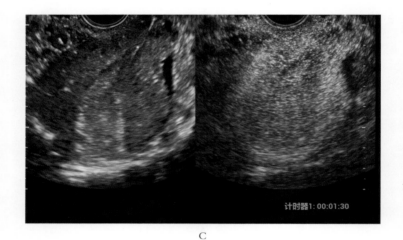

C

C. 超声造影：增强晚期（90s），子宫内膜造影剂呈均匀低增强，消退早于子宫肌层

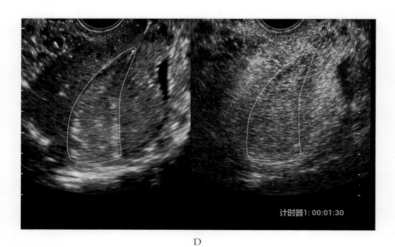

D

D. 白色虚线为增强晚期子宫内膜灌注范围

图3-3-2　子宫内膜增生不伴非典型性的超声造影表现（续）

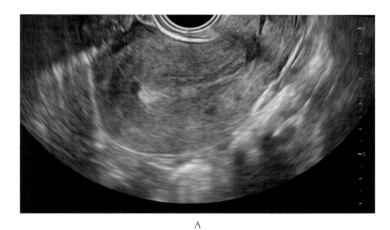

A

A. 灰阶超声: 子宫内膜无明显增厚, 呈不均匀高回声

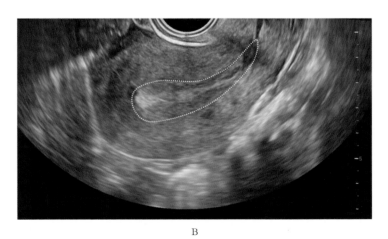

B

B. 白色虚线代表内膜范围

图3-3-3 子宫内膜非典型增生的普通超声表现

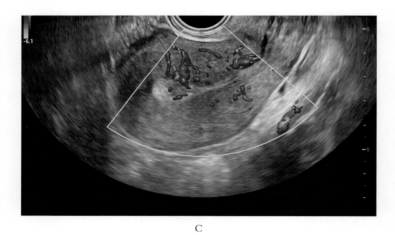

C

C.彩色多普勒超声：内膜内见较丰富短条状血流信号

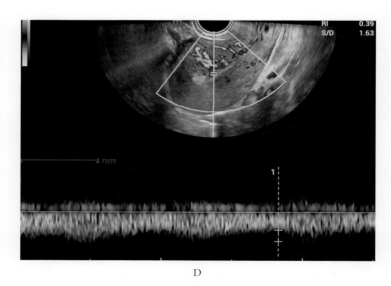

D

D.频谱多普勒超声：内膜探及低阻动脉血流频谱，*RI*：0.39

图 3-3-3　子宫内膜非典型增生的普通超声表现（续）

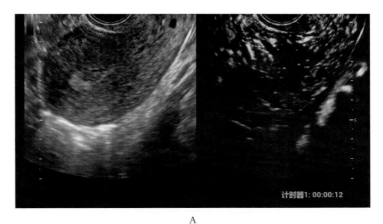

A

A. 超声造影：增强早期（12s），子宫内膜造影剂灌注晚于子宫肌层

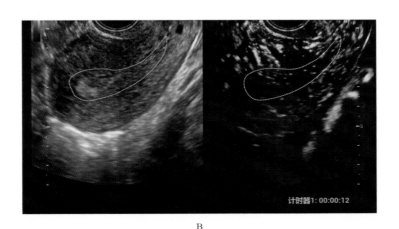

B

B. 白色虚线代表子宫内膜灌注范围

图3-3-4　内膜非典型增生的超声造影表现

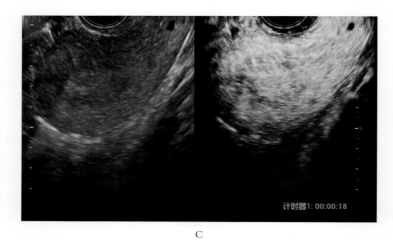

C

C.超声造影：增强早期（18s），子宫内膜与子宫肌层呈均匀等增强

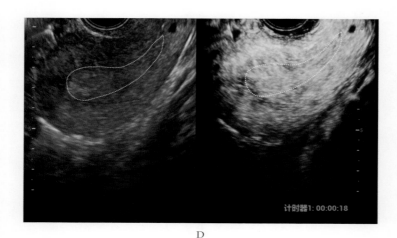

D

D.白色虚线代表子宫内膜灌注范围

图3-3-4　内膜非典型增生的超声造影表现（续）

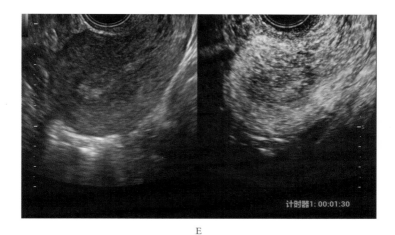

E

E. 超声造影：增强晚期，子宫内膜造影剂呈均匀低增强，消退早于子宫肌层

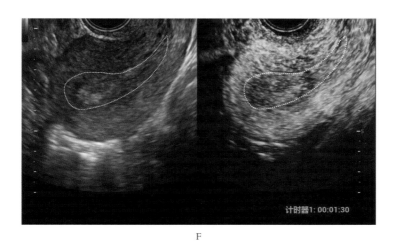

F

F. 白色虚线代表子宫内膜灌注范围

图3-3-4　内膜非典型增生的超声造影表现（续）

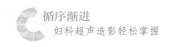

内膜息肉

（一）概述

子宫内膜息肉是子宫内膜腺体和基质增生性过度生长，从子宫内膜向宫腔形成突起而形成的。内膜息肉是女性异常子宫出血及阴道分泌物增多的病因之一，部分患者可无明显临床症状。

（二）普通超声表现和超声造影表现

1. 普通超声表现　单发息肉常表现为宫腔内类椭圆形或泪滴状高回声或等回声团。内膜形态不对称，内膜息肉与正常内膜界限清楚（图3-3-5 A~B）。息肉囊性变时，内部可见液性暗区。多发息肉可表现为子宫内膜增厚，内见多个类椭圆形或泪滴状高回声或等回声团。内膜基底线完整，与肌层分界清楚。部分病例可在息肉蒂部显示点状或短条状血流信号（图3-3-5 C），超声可探及中等阻力动脉血流频谱或低速静脉频谱，息肉血供较丰富时可探及低阻动脉频谱（图3-3-5 D）。

2. 超声造影表现　来自子宫肌层的蒂部供血动脉首先灌注呈条状高增强，随后造影剂通过滋养动脉持续进入息肉内部，息肉病灶内部的开始增强时间及增强水平与子宫肌层基本相等。与子宫内膜相比，息肉的增强水平高于子宫内膜，增强时间早于子宫内膜。大部分病例可见来自子宫肌层的滋养血管进入息肉内（图3-3-6A～D）。增强晚期，内膜息肉造影剂呈低增强，较子宫内膜消退延迟，增强水平仍然高于子宫内膜（图3-3-6E～F）。

（三）检查体会

对于二维超声表现典型的息肉，临床上并不推荐超声造影。诊断困难者可行超声造影来显示内膜息肉的大小、数目及边界，尤其是观察息肉滋养动脉及其附着部位，为鉴别诊断提供有效信息。

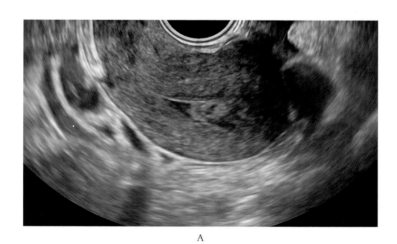

A

A. 普通超声：宫腔内见一个高回声团，与周边内膜分界清晰

图3-3-5 内膜息肉的普通超声表现

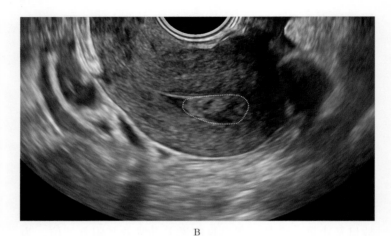

B

B. 白色虚线代表病灶范围

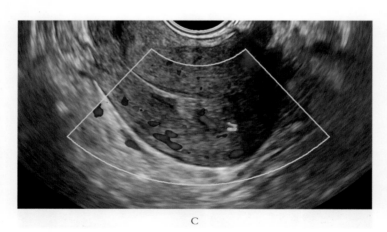

C

C. 彩色多普勒超声：可见短条状供血动脉进入高回声团内

图3-3-5　内膜息肉的普通超声表现（续）

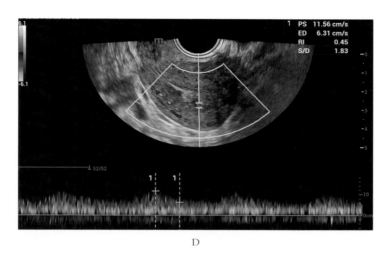

D

D. 频谱多普勒超声：高回声团内探及低阻动脉频谱

图 3-3-5 内膜息肉的普通超声表现（续）

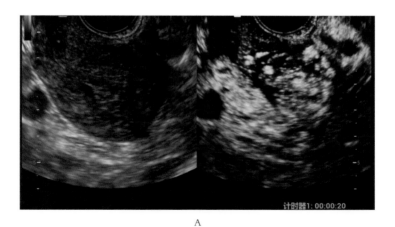

A

A. 超声造影：增强早期（20s），病灶与子宫肌层同步增强，病灶滋养血管源
自于宫底肌层

图 3-3-6 内膜息肉的超声造影表现

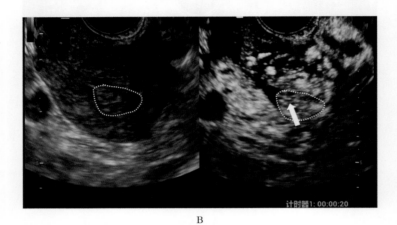

B

B. 白色虚线代表增强早期（20s）病灶灌注范围，白色箭头显示供血动脉

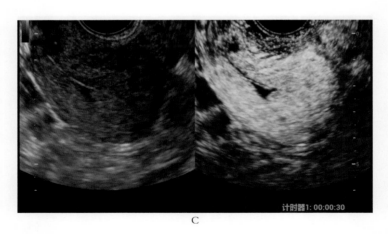

C

C. 超声造影：达峰时期（30s），病灶呈均匀等增强

图3-3-6　内膜息肉的超声造影表现（续）

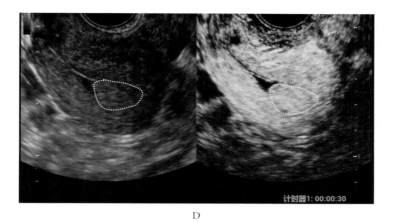

D

D. 白色虚线代表达峰时期（30s）病灶灌注范围

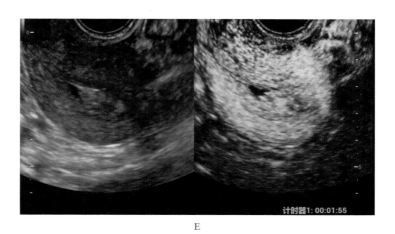

E

E. 超声造影：增强晚期（115s），病灶呈等增强，与子宫肌层同步消退

图3-3-6　内膜息肉的超声造影表现（续）

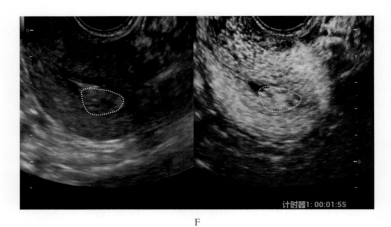

F. 白色虚线代表增强晚期（115s）病灶灌注范围

图 3-3-6　内膜息肉的超声造影表现（续）

黏膜下肌瘤

（一）概述

黏膜下肌瘤为子宫肌瘤向宫腔方向生长，突出于宫腔，表面仅为子宫内膜覆盖。部分黏膜下肌瘤可脱出至宫颈或阴道内。临床表现主要为月经量增多和经期延长。

（二）普通超声表现和超声造影表现

1. 普通超声表现　子宫大小正常或增大，内膜变形或缺损，可见低回声团向宫腔内突起（图 3-3-7 A～B）。当

— 140 —

肌瘤完全突入宫腔时，肌瘤与内膜之间可见裂隙。带蒂的黏膜下肌瘤可突入宫颈管甚至阴道内，常可显示蒂部供血血管。瘤体内部可见条状血流信号，RI 常在 0.5 左右（图 3-3-7 C ~ D）。

2. **超声造影表现** 带蒂的黏膜下肌瘤可观察到来自子宫动脉的蒂部供血动脉首先灌注，并呈分支状进入瘤体内部，肌瘤呈均匀的等增强，与子宫肌层增强时间及水平接近，即具有同步灌注的特点（图 3-3-8 A ~ D）。增强晚期，瘤体内部造影剂廓清早于肌层，呈稍低增强，边界清晰（图 3-3-8 E ~ F）。

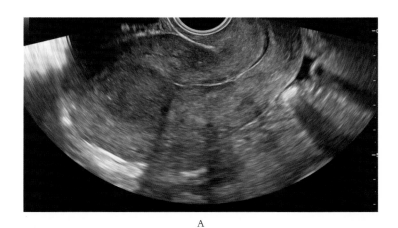

A

A. 灰阶超声：宫腔内见一个低回声团，与周边肌层分界清楚

图 3-3-7 黏膜下肌瘤的普通超声表现

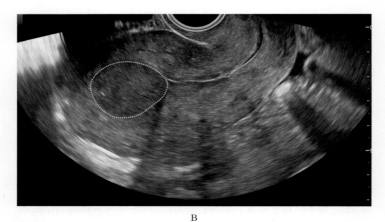

B

B. 白色虚线代表病灶范围

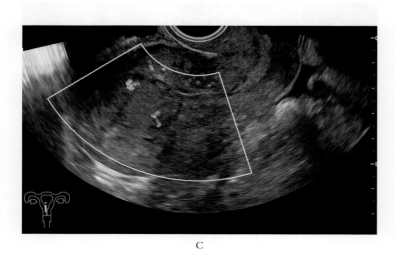

C

C. 彩色多普勒超声：病灶内见散在短条状血流信号

图3-3-7 黏膜下肌瘤的普通超声表现（续）

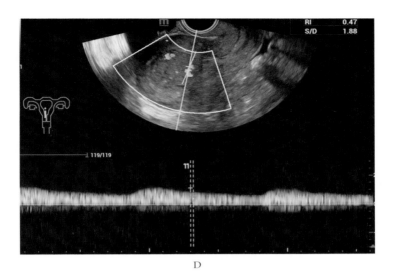

D

D. 频谱多普勒超声：病灶内探及低至中等阻力动脉频谱，*RI*：0.47

图 3-3-7　黏膜下肌瘤的普通超声表现（续）

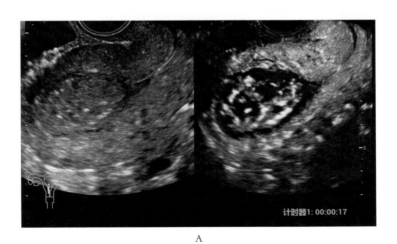

A

A. 超声造影：增强早期（17s），病灶与子宫肌层同步增强，呈向心性增强

图 3-3-8　黏膜下肌瘤的超声造影表现

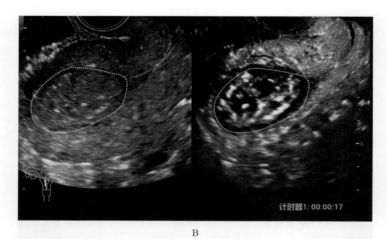

B

B. 白色虚线代表增强早期（17s）病灶灌注范围

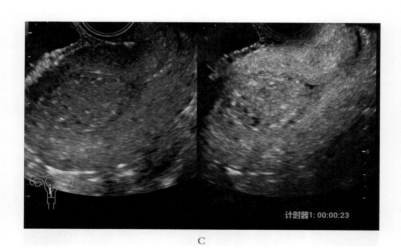

C

C. 超声造影：达峰时期（23s），病灶与子宫肌层增强水平相等，高于周边子
宫内膜

图 3-3-8　黏膜下肌瘤的超声造影表现（续）

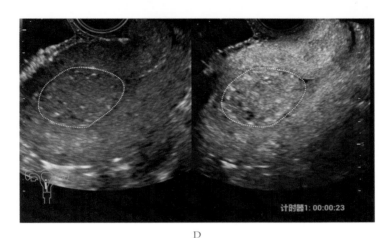

D

D. 白色虚线代表达峰时期（23s）病灶灌注范围

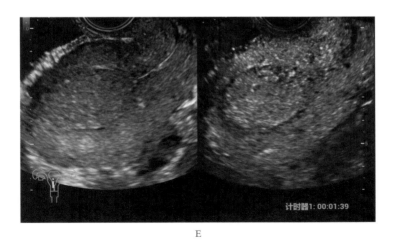

E

E. 超声造影：增强晚期（99s），病灶呈低增强，稍早于子宫肌层消退

图 3-3-8　黏膜下肌瘤的超声造影表现（续）

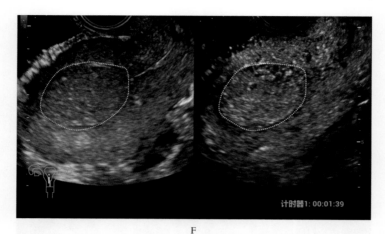

F

F. 白色虚线代表增强晚期（99s）病灶灌注范围

图3-3-8　黏膜下肌瘤的超声造影表现（续）

（三）检查体会

超声造影可显示黏膜下肌瘤的蒂部供血血管，据此可判断肌瘤附着之处，便于临床治疗。尤其是黏膜下肌瘤脱出宫颈管甚至到达阴道时，经阴道常规超声容易漏诊，超声造影对蒂部血管的显示，有利于追踪病灶位置、明确诊断。

宫腔粘连

（一）概述

宫腔粘连指由于宫腔操作或炎症感染等使子宫内膜基

底层受损，导致子宫腔部分或全部粘连的情况。临床表现为月经量少、闭经、腹痛、不孕等。

（二）普通超声表现和超声造影表现

1. 普通超声表现　子宫内膜厚薄不均，宫腔粘连处内膜回声连续性中断（图3-3-9 A～B）。宫腔广泛粘连者超声表现为内膜菲薄，呈细线状，无周期性改变。

2. 超声造影表现（经阴道宫腔生理盐水造影）　子宫内膜形态不规则，宫腔内可见漂动的条状粘连带（图3-3-10 A～D）。

（三）检查体会

1.经阴道宫腔生理盐水造影通过向宫腔灌注少量生理盐水，增强了宫腔内病变、宫腔及内膜的对比，相较于普通超声，能更清晰显示粘连带的数目、位置等，操作简便且无辐射性，痛苦小，患者耐受性好。随着宫腔三维超声的逐渐普及使用，目前单纯使用经阴道宫腔水造影诊断宫腔粘连者较少，临床常与经阴道输卵管超声造影同时应用。

2.宫腔水造影的球囊需固定于宫颈内口处或宫颈管内，不能占据在宫腔内，这样才能使宫腔结构清晰显示。

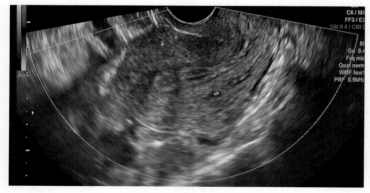

A

A. 普通超声：内膜回声连续性中断，可见一条带状低回声自前壁延伸至子宫后壁，其内无明显血流信号

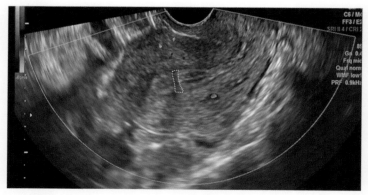

B

B. 白色虚线代表内膜回声中断部分

图 3-3-9　宫腔粘连的普通超声表现

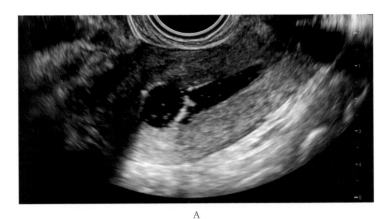

A

A. 经阴道宫腔生理盐水造影：子宫纵切面显示宫腔带状高回声漂浮于液体中

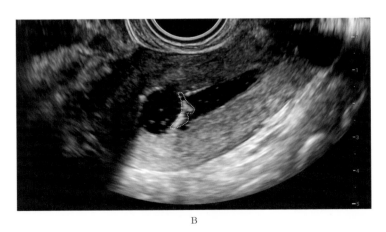

B

B. 白色虚线代表宫腔粘连带

图3-3-10　宫腔粘连的超声造影表现

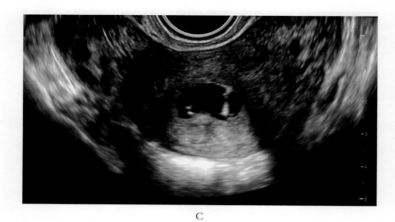

C

C. 经阴道宫腔生理盐水造影：子宫横切面显示宫腔粘连带回声

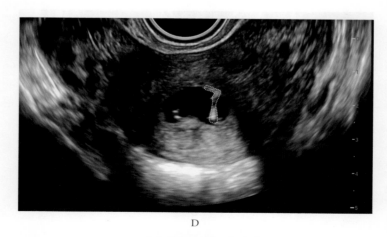

D

D. 白色虚线代表宫腔粘连带

图3-3-10 宫腔粘连的超声造影表现（续）

二、宫腔恶性病变

(一)概述

子宫内膜癌是发生于子宫体的恶性上皮性肿瘤的统称,好发于中老年女性。临床表现为不规则阴道出血、异常阴道排液、腹痛等。子宫内膜癌分为两种类型,Ⅰ型是雌激素依赖型,即在无孕激素拮抗的雌激素长期作用下,发生子宫内膜增生、不典型增生,继而癌变。该型内膜癌最为常见,均为子宫内膜样癌。子宫内膜样癌根据细胞分化程度或实性成分所占比例分为高分化(G1)、中分化(G2)和低分化(G3)三级。Ⅱ型为非雌激素依赖型,发病与雌激素无明确关系。该型的病理形态为子宫内膜浆液性癌、透明细胞癌、癌肉瘤等少见类型。子宫内膜癌的转移途径主要为直接蔓延、淋巴转移和血行转移。

子宫内膜癌的分期采用国际妇产科联盟(FIGO)2023年修订的手术病理分期,见表3-3-1。

表3-3-1 子宫内膜癌手术病理分期(FIGO,2023年)

分期	描述
Ⅰ	肿瘤局限于子宫和卵巢
	Ⅰ A:肿瘤局限于子宫内膜,或非侵袭性组织类型侵犯肌层<1/2,无或局灶性淋巴管间质浸润(LVSI),或预后良好
	Ⅰ A1:非侵袭性组织类型肿瘤局限于子宫内膜息肉,或局限于子宫内膜

续表

分期	描述
I	ⅠA2：非侵袭性组织类型肿瘤侵犯肌层＜1/2，无或局灶性LVSI
	ⅠA3：同时存在局限于子宫和卵巢的低级别子宫内膜样癌
	ⅠB：非侵袭性组织类型肿瘤侵犯肌层1/2，无或局灶性LVSI
	ⅠC：侵袭性组织学类型肿瘤局限于子宫内膜息肉，或局限于子宫内膜
Ⅱ	肿瘤侵犯子宫颈间质但无子宫体外扩散，或广泛LVSI，或侵袭性组织类型肿瘤侵犯子宫肌层
	ⅡA：肿瘤侵犯子宫颈间质
	ⅡB：广泛LVSI
	ⅡC：侵袭性组织类型肿瘤侵犯子宫肌层
Ⅲ	任何组织类型肿瘤局部或区域性扩散
	ⅢA：肿瘤直接扩散或转移子宫浆膜面和/或附件
	ⅢA1：肿瘤扩散到卵巢或输卵管，符合ⅠA3期标准除外
	ⅢA2：肿瘤侵犯子宫浆膜或通过子宫浆膜向外扩散
	ⅢB：肿瘤转移或直接蔓延到阴道和/或至子宫旁，或盆腔腹膜
	ⅢB1：肿瘤转移或直接蔓延到阴道和/或至子宫旁
	ⅢB2：肿瘤转移到盆腔腹膜
	ⅢC：肿瘤转移至盆腔和/或腹主动脉旁淋巴结
	ⅢC1：转移到盆腔淋巴结
	ⅢC2：转移至肾血管水平下腹主动脉旁淋巴结，有或无盆腔淋巴结转移
Ⅳ	肿瘤侵犯膀胱和/或直肠黏膜和/或远处转移
	ⅣA：肿瘤侵犯膀胱和/或直肠/肠黏膜，同时存在
	ⅣB：盆腔外腹膜转移
	ⅣC：远处转移，包括转移至任何腹腔外淋巴结或肾血管水平以上腹腔内淋巴结，肺、肝或骨转移

（二）普通超声表现和超声造影表现

1. **普通超声表现**　内膜癌早期病灶较小时，普通超声表现为内膜稍增厚，回声不均匀，肿块不明显，有时难以发现病灶（图3-3-11 A～C）。随病情发展，子宫内膜逐步异常增厚，内膜呈局灶性或弥漫性混合回声，强弱不等。当病灶浸润肌层时，内膜基底线模糊，病灶与肌层分界不清（图3-3-12 A～B）。晚期病灶可累及宫颈，甚至直接蔓延至子宫浆膜层、宫旁组织及双侧附件，导致子宫增大，正常结构消失，形态不规则，边缘不整，与双侧附件及周边组织分界不清。

彩色多普勒超声显示病灶内血流信号丰富，可探及低阻动脉频谱（图3-3-11 D～E、图3-3-12 C～D）。

2. **超声造影表现（静脉超声造影）**　病灶区造影剂灌注早于或同步于子宫肌层呈高增强，增强晚期造影剂早于子宫消退呈低增强，累及肌层时，则受累肌层与病灶分界不清（图3-3-13 A～F）。

（三）检查体会

1.典型内膜癌表现为快进快出的造影模式，超声造影可清晰显示该部分组织微循环的特点，同时能更好地显示肿瘤的浸润深度与范围，进而提高诊断的准确性，对临床分期也有一定帮助。

2.部分早期内膜癌和非典型增生的病例，超声造影难以显示灌注模式的变化，与不伴非典型性的内膜增生难以鉴别。

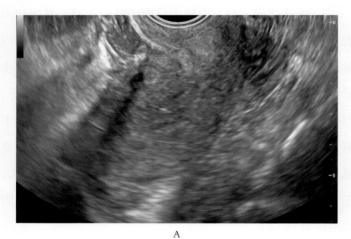

A

A.普通超声：绝经期内膜增厚，内膜回声不均匀，内膜基底线完整

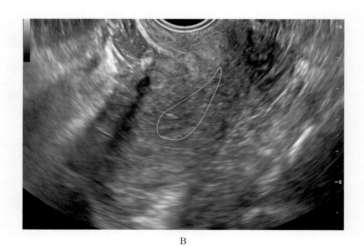

B

B.白色虚线代表病灶范围

图3-3-11　内膜癌（未侵犯肌层）的普通超声表现

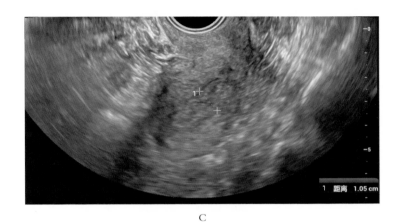

C

C. 普通超声：内膜测量，厚度达 10.5mm

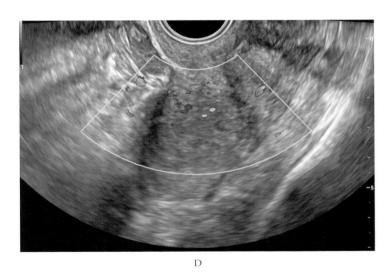

D

D. 彩色多普勒超声：病灶内见散在点状血流信号

图 3-3-11　内膜癌（未侵犯肌层）的普通超声表现（续）

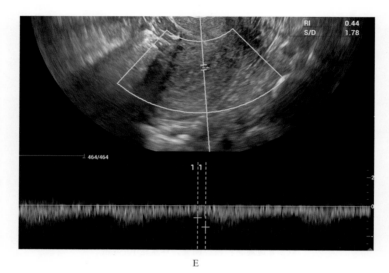

E

E. 频谱多普勒超声：病灶内探及低阻动脉频谱，RI：0.44

图 3-3-11　内膜癌（未侵犯肌层）的普通超声表现（续）

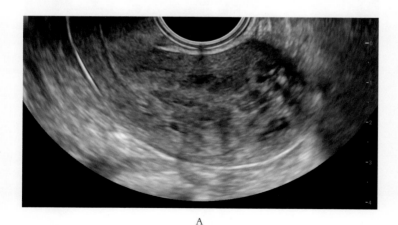

A

A. 灰阶超声：子宫内膜回声强弱不等，内膜基底线消失

图 3-3-12　内膜癌（侵犯肌层）的普通超声表现

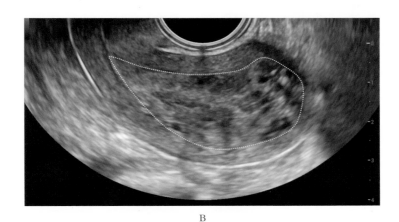

B

B. 白色虚线代表灰阶超声病灶范围

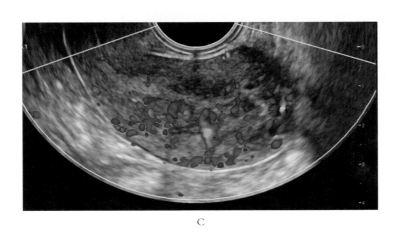

C

C. 彩色多普勒超声：病灶内探及丰富的血流信号

图3-3-12　内膜癌（侵犯肌层）的普通超声表现（续）

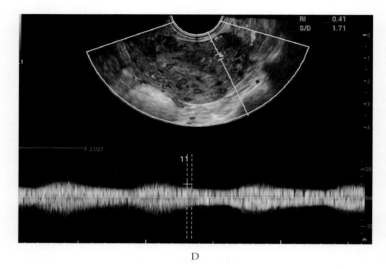

D

D. 频谱多普勒超声：病灶内探及低阻动脉频谱，*RI*：0.41

图 3-3-12　内膜癌（侵犯肌层）的普通超声表现（续）

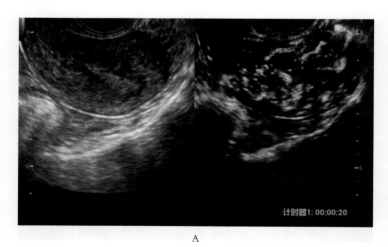

A

A. 超声造影：增强早期（20s），病灶内造影剂灌注早于子宫肌层

图 3-3-13　内膜癌（侵犯肌层）的超声造影表现

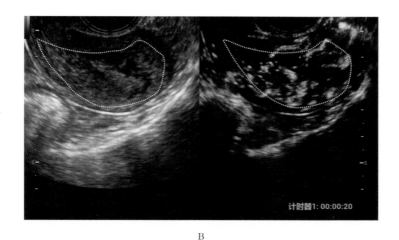

B

B. 白色虚线代表病灶灌注范围

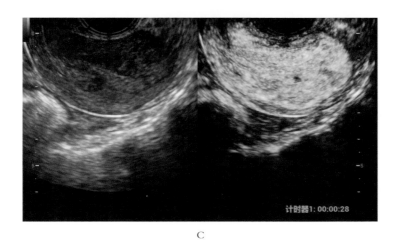

C

C. 超声造影：增强早期（28s），病灶增强水平稍高于子宫肌层，呈不均匀增强

图 3-3-13　内膜癌（侵犯肌层）的超声造影表现（续）

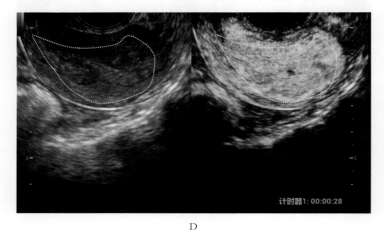

D

D. 白色虚线代表病灶灌注范围

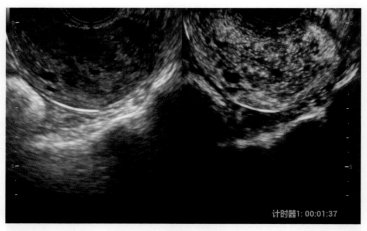

E

E. 超声造影：增强晚期，病灶呈稍低增强，早于子宫肌层消退，子宫前后壁
肌层与病灶分界不清，正常肌层菲薄

图3-3-13　内膜癌（侵犯肌层）的超声造影表现（续）

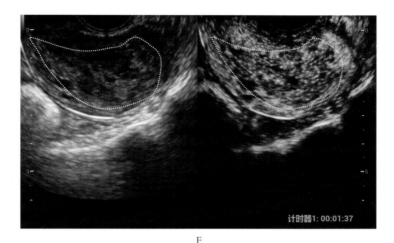

F

F. 白色虚线代表病灶灌注范围

图3-3-13　内膜癌（侵犯肌层）的超声造影表现（续）

（郑志娟）

第四章

附件病变超声造影

卵巢病变

一、卵巢良性病变

卵巢良性病变表现形式多样，多表现为囊性或以囊性为主的混合回声包块，少部分为实性包块，形态规则，边界光滑、清晰。卵巢良性病变包括卵巢瘤样病变（如滤泡囊肿、黄体囊肿、内膜异位囊肿）和良性卵巢肿瘤（如畸胎瘤、囊腺瘤、卵巢纤维瘤）。肿块较小时患者常无明显临床症状，肿块较大时可出现腹胀、盆腔压迫等症状。妇检时可扪及质软、光滑、活动度好的腹腔包块。当肿块发生出血、破裂或扭转时，可引起急性、持续性下腹痛，可伴有恶心、呕吐等症状。在超声造影方面，卵巢良性病变的增强时间大多晚于子宫肌层，呈等增强或低增强，增强形态较规则，增强水平较为均匀。大多数典型的卵巢良性病变通过普通超声即可明确诊断，而对于一些不典型的、实性成分较多的囊性或实性病变，则需超声造影为进一步明确诊断提供更多依据。

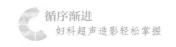
卵巢滤泡囊肿

（一）概述

卵巢滤泡囊肿属于卵巢瘤样囊肿，是因雌激素、孕激素的持续升高导致卵泡不成熟或成熟后不排卵，卵泡腔内液体持续潴留而形成的。卵巢滤泡囊肿常见于育龄期女性，患者多无明显症状，偶表现为月经失调、腹胀、腹痛等，当囊肿发生扭转或破裂时表现为急腹症。卵巢滤泡囊肿直径可达3~8cm不等，一般不需特殊处理，大多可在4~6周内自行吸收。

（二）普通超声表现和超声造影表现

1. 普通超声表现　卵巢滤泡囊肿在普通超声下表现为卵巢内类椭圆形或类圆形的无回声区，常为单发，直径多在3~8cm，边界清，囊壁薄，内部为均匀一致的无回声，后方回声增强。彩色多普勒超声多表现为囊壁上无或仅见稀疏点状血流信号，囊肿内部无明显血流信号（图4-1-1 A~C）。

2. 超声造影表现　与子宫肌层相比，卵巢滤泡囊肿的囊壁增强时间晚于子宫肌层或与子宫肌层同步；在增强早期，囊壁呈均匀、环状的等增强或低增强；在增强晚期，囊壁呈低增强，而囊肿内因无造影剂灌注表现为持续无增强（图4-1-1 D~G）。

（三）检查体会

1.卵巢滤泡囊肿是育龄期女性最常见的功能性卵巢囊肿，普通彩色多普勒超声即可诊断，若在随访过程中囊肿消失，则更能证实诊断的准确性。

2.卵巢滤泡囊肿常需与卵巢过度刺激综合征、内膜异位囊肿、浆液性囊腺瘤等其他良性卵巢肿瘤进行鉴别。

3.卵巢滤泡囊肿一般无须超声造影进一步检查，但了解卵巢滤泡囊肿的超声造影特点可为临床诊断工作中与其他卵巢肿瘤进行鉴别提供帮助。

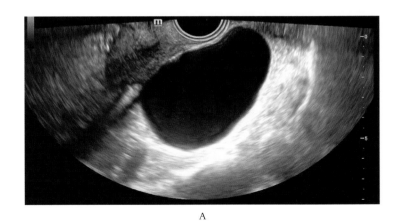

A

A. 灰阶超声：右侧附件区囊性包块，壁薄光滑，内部透声好

图 4-1-1 卵巢滤泡囊肿普通超声及超声造影表现

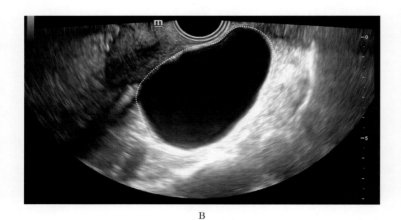

B

B. 白色虚线内为灰阶超声显示的病灶范围

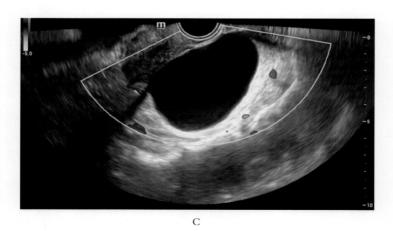

C

C. 彩色多普勒超声：囊壁及内部均未见血流信号

图 4-1-1　卵巢滤泡囊肿普通超声及超声造影表现（续）

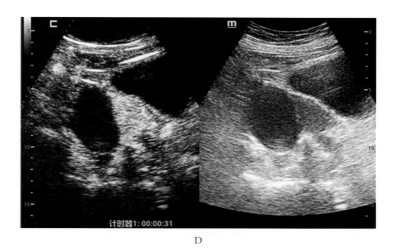

D

D. 超声造影：增强早期（31s），囊壁均匀等增强，内部无回声区未见造影剂
灌注

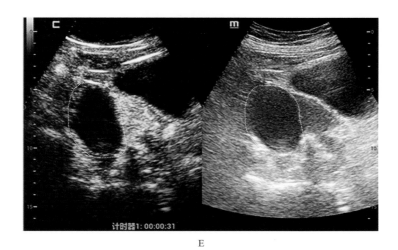

E

E. 白色虚线为增强早期（31s）的病灶范围

图 4-1-1 卵巢滤泡囊肿普通超声及超声造影表现（续）

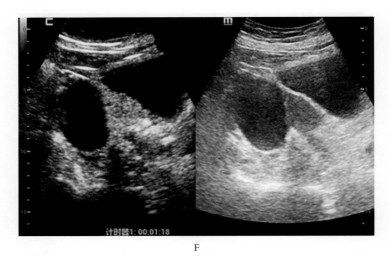

F

F. 超声造影：增强晚期（78s），囊壁呈均匀稍低增强，内部仍无增强

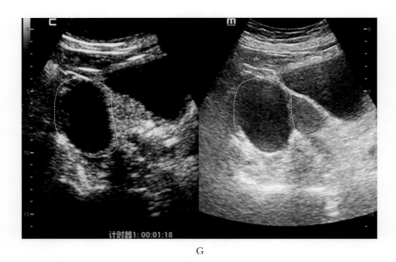

G

G. 白色虚线为增强晚期（78s）的病灶范围

图 4-1-1　卵巢滤泡囊肿普通超声及超声造影表现（续）

黄体囊肿

（一）概述

黄体囊肿是成熟卵泡排卵后囊腔内出血过多或腔内积液未吸收形成的，属于生理性囊肿。黄体囊肿多见于育龄期女性，常出现在月经中、后期和孕早、中期。患者一般无症状，当黄体囊肿破裂时可出现急腹症的相关表现。黄体囊肿通常无须处理即可逐渐吸收。

（二）普通超声表现和超声造影表现

1. 普通超声表现　黄体囊肿超声表现为卵巢囊性包块，单发，直径常小于4cm，边界清，囊壁厚薄不均，囊内回声表现与囊内出血量及出血时间长短有关，可表现为不均匀低回声、网状回声、细弱点状回声或无回声（图4-1-2 A～B）。彩色多普勒超声提示囊内无血流信号，囊壁见环状或半环状血流信号，频谱多普勒超声表现为中-低阻力动脉频谱，这是提示黄体囊肿的特征性征象（图4-1-2 C）。

2. 超声造影表现　黄体囊肿囊壁增强时间晚于或同步于子宫肌层，增强早期囊壁呈分布均匀的厚壁环状等增强或低增强，囊内结构呈无增强，增强晚期囊壁呈低增强（图4-1-2 D～G）。

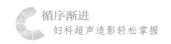
（三）检查体会

1.不同时期的黄体囊肿形态和回声变化较大，可从类实性到半囊实性、到囊性，直至消失。黄体囊肿超声表现具有多样性和多变性，增加了诊断难度，怀疑黄体囊肿的患者可建议短期内复查。

2.黄体囊肿需与卵巢内膜异位囊肿、畸胎瘤、未破裂型宫外孕、卵巢囊腺瘤等相鉴别。需仔细观察囊内实性成分的二维特点和血流特点，囊壁见环状或半环状中－低阻动脉血流频谱是黄体囊肿的关键特征。

3.黄体的超声造影均表现为囊壁环状增强和囊内无增强，结合常规超声可明确诊断。

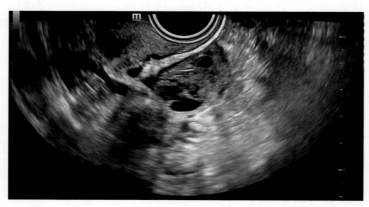

A

A.灰阶超声：左侧附件区混合回声团，边界清晰，内部见类实性等回声及不规则无回声区

图4-1-2　黄体囊肿普通超声及超声造影表现

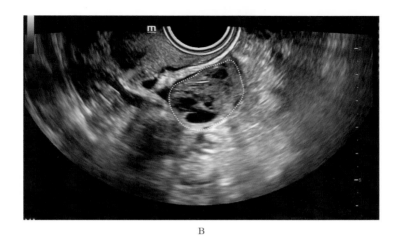

B

B. 白色虚线内为灰阶超声显示的病灶范围

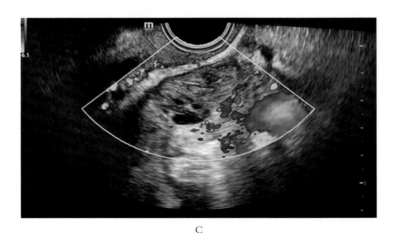

C

C. 彩色多普勒超声：病灶周边见半环状血流信号，内部未见血流信号

图4-1-2　黄体囊肿普通超声及超声造影表现（续）

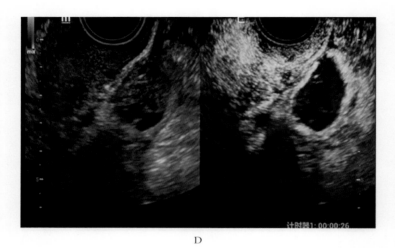

D

D. 超声造影：增强早期（26s）病灶周边呈环状高增强，内部呈无增强

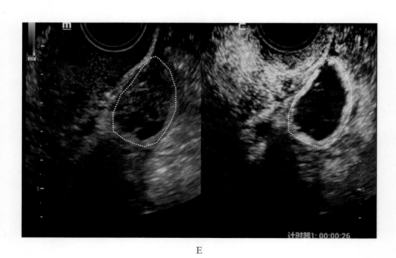

E

E. 白色虚线为增强早期（26s）的病灶范围

图4-1-2　黄体囊肿普通超声及超声造影表现（续）

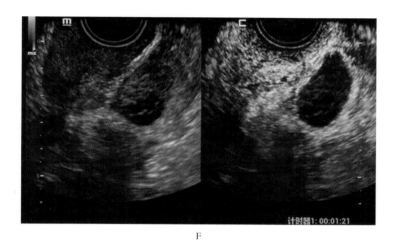

F

F. 超声造影：增强晚期（81s），囊壁呈稍低增强，内部无增强

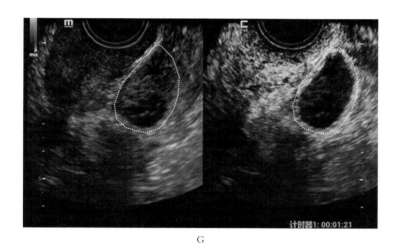

G

G. 白色虚线为增强晚期（81s）的病灶范围

图 4-1-2　黄体囊肿普通超声及超声造影表现（续）

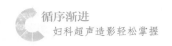

卵巢内膜异位囊肿

(一)概述

卵巢内膜异位囊肿，是育龄期女性常见的疾病之一。它是因子宫内膜组织异位至卵巢，随生理性月经周期出血而形成的囊性病变，囊内为陈旧性积血，又称为巧克力囊肿。临床上主要表现为痛经，也可无明显症状，部分患者可不孕。实验室检查常有血清CA125升高。

(二)普通超声表现和超声造影表现

1. 普通超声表现　卵巢内膜异位囊肿可单发或多发，表现为卵巢内见单一或大小不等的类圆形或类椭圆形囊性包块，大小可随月经周期变化；囊壁厚薄不均、欠光滑，囊肿内可见密集细弱点状回声或"云雾状"回声，部分可随体位改变移动。卵巢内膜异位囊肿根据其内部回声可分为单纯均匀囊肿型、多囊分隔、混合回声型，其中以多囊分隔型较为常见。彩色多普勒超声表现为囊壁上可见稀疏点状血流信号，囊肿内无明显血流信号（图4-1-3 A~C、图4-1-4 A~C）。当内膜异位囊肿与子宫或卵巢周边组织发生粘连时，使用探头推挤时囊肿无法移动。

2.超声造影表现　内膜异位囊肿囊内成分的超声表现呈多样性，当有血凝块沉积或纤维化时可表现为实性低回声，此时需超声造影来帮助显示其血供情况以鉴别组织有无活性。超声造影表现为囊壁及分隔增强时间晚于或等于子宫肌层，增强早期囊壁呈不均匀环状等增强或低增强，囊肿内为无增强，增强晚期囊壁呈低增强（图4-1-3 D～G、图4-1-4 D～G）。

（三）检查体会

1.大多数内膜异位囊肿声像图具有典型的特征，常规超声显示囊内无实性成分时，超声造影价值不大。

2.部分不典型内膜异位囊肿病灶囊内存在血凝块沉积或纤维化，可表现为类菜花或乳头样实性回声突起，与卵巢囊腺瘤较易混淆；少数内膜异位囊肿发生恶变时囊壁异常增厚，囊内分隔厚而不规则，此时超声造影可以显示囊壁灌注模式变化及囊内成分是否有血流灌注，有助于鉴别良恶性及判断囊内组织有无活性。

3.随着超声介入治疗技术的发展，超声造影有助于内膜异位囊肿超声引导穿刺与硬化治疗的术前及术后疗效评估。

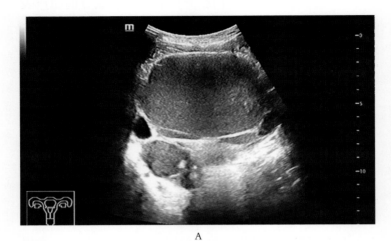

A

A.灰阶超声：右侧附件区多发低回声团，边界清晰，内部呈均匀"云雾状"低
回声

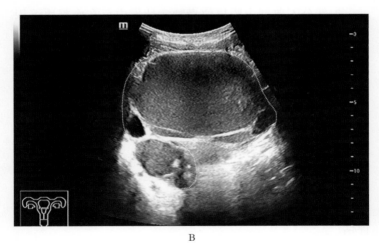

B

B.白色虚线内为灰阶超声显示的病灶范围

图 4-1-3　卵巢内膜异位囊肿普通超声及超声造影表现

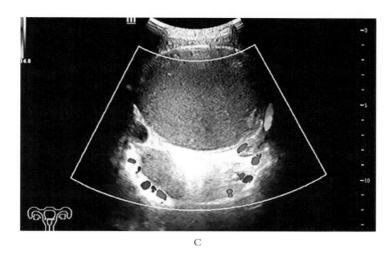

C

C. 彩色多普勒超声：病灶周边见稀疏点状血流信号，内部未见血流信号

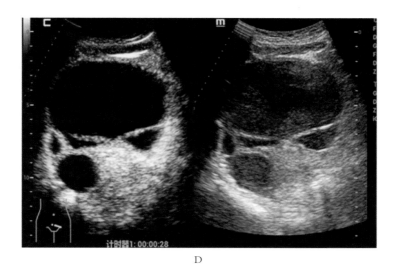

D

D. 超声造影：增强早期（28s），囊壁显影呈环状等增强，内部呈无增强

图4-1-3　卵巢内膜异位囊肿普通超声及超声造影表现（续）

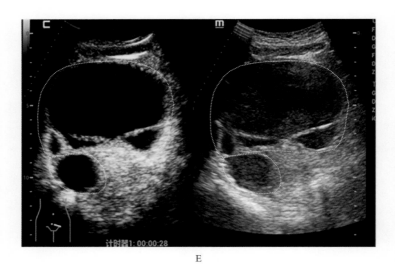

E

E. 白色虚线为增强早期（28s）的病灶范围

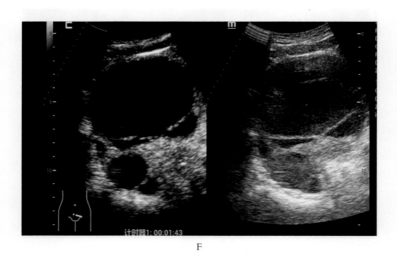

F

F. 超声造影：增强晚期（103s），囊壁消退呈低增强，内部呈无增强

图 4-1-3　卵巢内膜异位囊肿普通超声及超声造影表现（续）

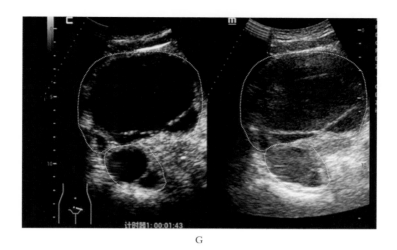

G

G. 白色虚线为增强晚期（103s）的病灶范围

图 4-1-3　卵巢内膜异位囊肿普通超声及超声造影表现（续）

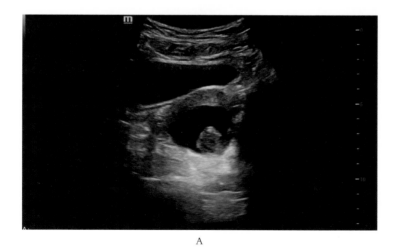

A

A. 灰阶超声：左侧附件区囊实性包块，内部见无回声及一个类圆形等回声突起

图 4-1-4　内膜异位囊肿普通超声及超声造影表现

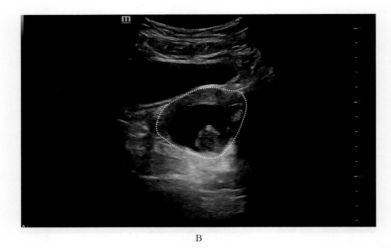

B. 白色虚线内为灰阶超声显示的病灶范围

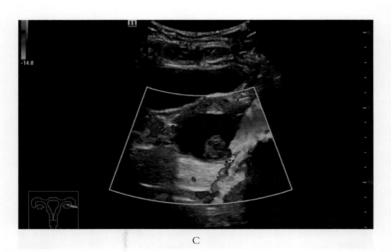

C. 彩色多普勒超声：周边见稀疏点状血流信号，内部凸起部分未见血流信号

图 4-1-4　内膜异位囊肿普通超声及超声造影表现（续）

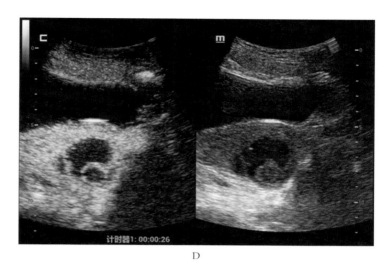

D

D. 超声造影：增强早期（26s），周边呈环状低增强，内部类实性部分及液性
暗区均无增强

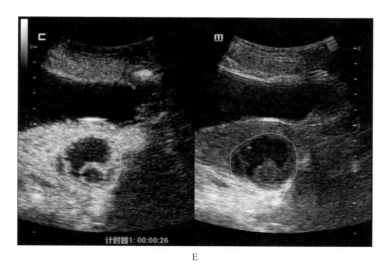

E

E. 白色虚线为增强早期（26s）的病灶范围

图 4-1-4　内膜异位囊肿普通超声及超声造影表现（续）

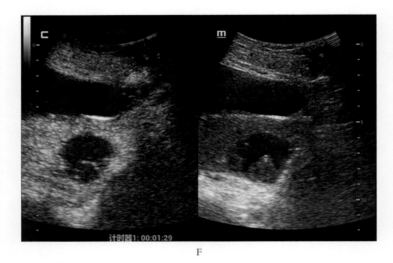

F

F. 超声造影：增强晚期（89s），周边囊壁呈环状低增强，囊内实性部分及液
性暗区始终无增强

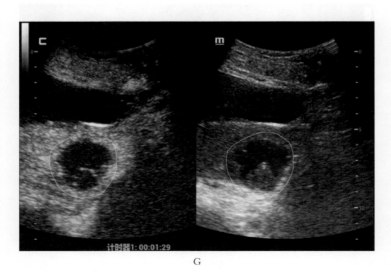

G

G. 白色虚线为增强晚期（89s）的病灶范围

图 4-1-4　内膜异位囊肿（续）

卵巢畸胎瘤

（一）概述

卵巢畸胎瘤是起源于原始生殖细胞的卵巢常见肿瘤。其内容物可由 2~3 个胚层的组织形成，含有皮肤及其附件、毛发、牙齿、神经、脂肪、骨骼等。根据组织成熟程度可分为成熟性畸胎瘤（良性）和未成熟性畸胎瘤（恶性），以成熟性畸胎瘤最为常见。卵巢畸胎瘤可发生于任何年龄，以20~40岁女性常见，通常无任何症状，多于体检时发现，较大时可发生蒂扭转引起急性腹痛。

（二）普通超声表现和超声造影表现

1. 普通超声表现　卵巢畸胎瘤超声表现为卵巢内类圆形或类椭圆形的囊性、囊实性肿块，多为单发，肿块边界清晰，包膜完整，后方回声增强。根据病灶构成成分不同，可形成多种声像表现，其中较为典型的超声声像图表现为脂液分层征、面团征、瀑布征、壁立结节征、星花征、线条征、杂乱结构征等。彩色多普勒超声表现为肿块内部无血流信号显示，囊壁可见稀疏点状血流信号（图4-1-5 A~D）。当囊内结构含有神经组织或甲状腺组织时，囊内可见实性低回声团，彩色多普勒超声示实性成分内见血流信号（图4-1-6 A~C）。

2.超声造影表现　超声造影表现为卵巢成熟性畸胎瘤囊壁增强时间晚于子宫肌层或与子宫肌层同步，增强早期呈均匀的等增强或低增强，囊内通常呈无增强，增强晚期囊壁呈低增强（图4-1-5 E～J）。当囊内结构含有神经组织时，囊内实性成分增强时间晚于子宫肌层，增强早期呈等增强或低增强，增强晚期呈低增强（图4-1-6 D～G）。当囊内结构含有甲状腺组织时，囊内实性成分大多增强时间早于子宫肌层，增强早期呈高增强，增强晚期呈低增强，因此这种类型的畸胎瘤较难与卵巢恶性肿瘤相鉴别。

（三）检查体会

1.良性畸胎瘤造影典型表现为囊壁缓慢低增强，内部组织为无增强或少许区域高增强。当造影显示附件肿块内部大部分组织血供丰富且提早增强时，需注意未成熟畸胎瘤和其他卵巢恶性肿瘤的可能。

2.良性畸胎瘤容易合并扭转，造影时需仔细观察囊壁及囊内组织是否有血供，可帮助诊断。

3.畸胎瘤内部成分复杂，含有骨骼、毛发、脂肪等成分时回声较高，造影时背景亦可为高回声，容易与有造影剂灌注者混淆，须降低二维增益和动态观察造影剂微泡的流动，仔细鉴别。

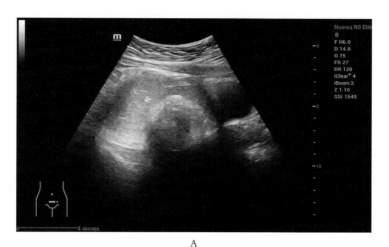

A

A. 灰阶超声：盆腔混合回声包块，边界清晰，包膜完整

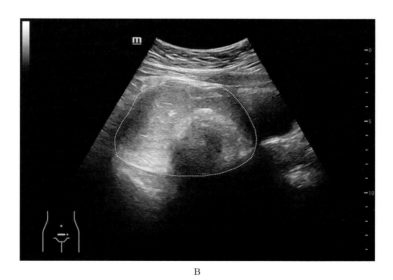

B

B. 白色虚线内为灰阶超声显示的病灶范围

图 4-1-5　卵巢畸胎瘤普通超声及超声造影表现

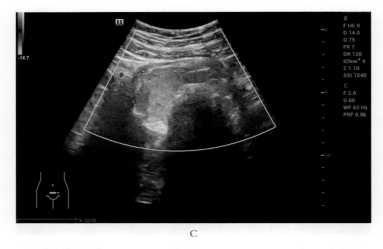

C

C.彩色多普勒超声：肿块周边见稀疏点状血流信号，混合回声团内部未见血
流信号

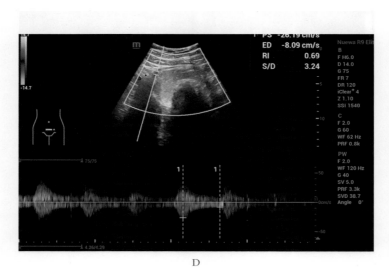

D

D.频谱多普勒：肿块周边探及中高阻力的动脉频谱

图 4-1-5　卵巢畸胎瘤普通超声及超声造影表现（续）

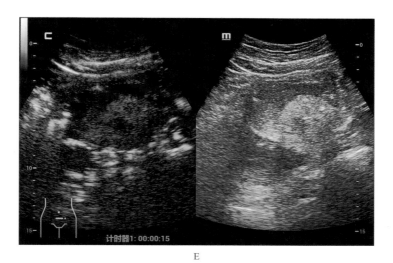

E

E. 超声造影：开始增强时（15s），子宫浆膜层首先增强，混合回声团未见增强

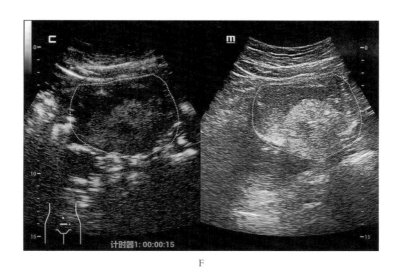

F

F. 白色虚线为开始增强时（15s）的病灶范围，红色虚线为子宫

图 4-1-5　卵巢畸胎瘤普通超声及超声造影表现（续）

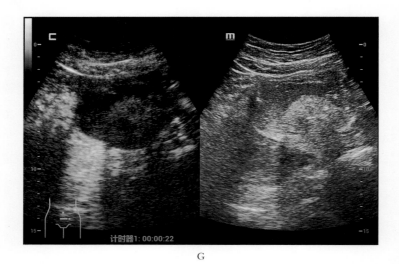

G

G. 超声造影：增强早期（22s），混合回声团周边呈薄壁环状低增强，内部未见增强

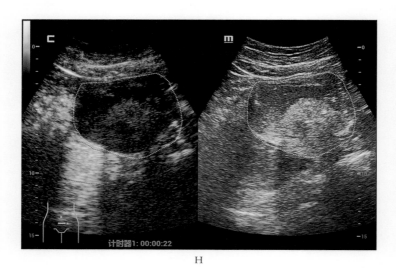

H

H. 白色虚线为增强早期（22s）的病灶范围，红色虚线为子宫

图 4-1-5 卵巢畸胎瘤普通超声及超声造影表现（续）

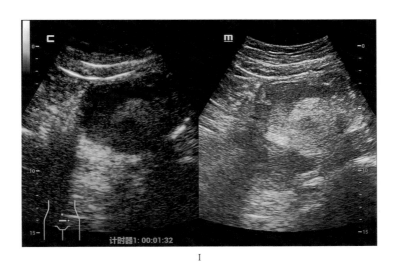

I

I. 超声造影：增强晚期（92s），混合回声团周边囊壁消退为低增强，内部始终未见造影剂灌注

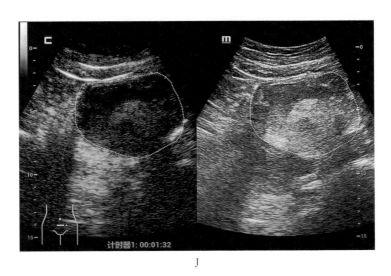

J

J. 白色虚线为增强晚期（92s）的病灶范围，红色虚线为子宫

图 4-1-5　卵巢畸胎瘤普通超声及超声造影表现（续）

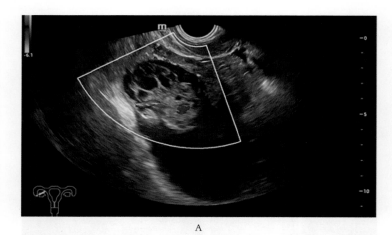

A

A. 普通超声：右侧附件区囊实性包块，彩色多普勒血流显示囊壁及囊内实性
部分见稀疏点状血流信号

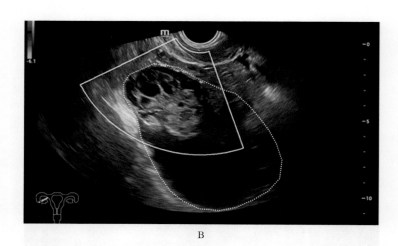

B

B. 白色虚线内为普通超声显示的病灶范围

图 4-1-6 卵巢畸胎瘤伴神经组织增生普通超声及超声造影表现

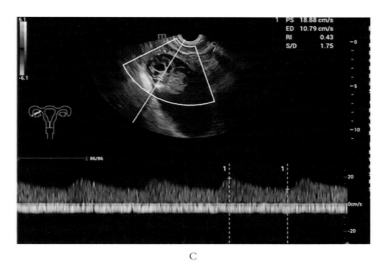

C

C. 频谱多普勒超声: 肿块内实性部分探及低阻动脉频谱, *RI*: 0.43

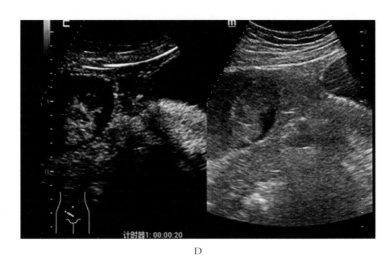

D

D. 超声造影: 增强早期（20s）, 囊壁显影呈稍低增强, 囊内实性部分显影呈
低增强, 液性部分无增强

图 4-1-6 卵巢畸胎瘤伴神经组织增生普通超声及超声造影表现（续）

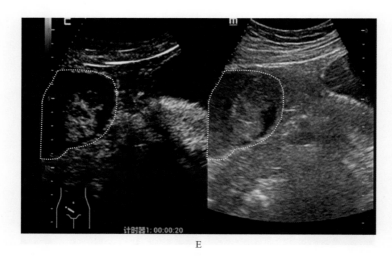

E

E. 白色虚线为增强早期（20s）的病灶范围

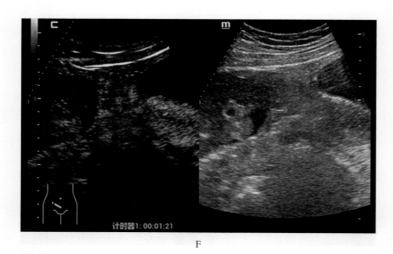

F

F. 超声造影：增强晚期（81s），囊壁及其内实性部分进一步消退呈低增强，
囊性部分无增强

图 4-1-6　卵巢畸胎瘤伴神经组织增生普通超声及超声造影表现（续）

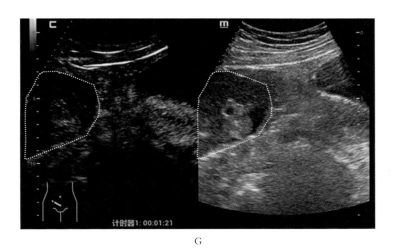

G

G. 白色虚线为增强晚期（81s）的病灶范围

图 4-1-6　卵巢畸胎瘤伴神经组织增生普通超声及超声造影表现（续）

卵巢囊腺瘤

（一）概述

卵巢囊腺瘤是女性常见的卵巢良性肿瘤之一，来源于卵巢上皮组织，包括浆液性囊腺瘤和黏液性囊腺瘤。病灶多发生于单侧卵巢，少数可见于双侧。浆液性囊腺瘤包括单纯性浆液性囊腺瘤和浆液性乳头状囊腺瘤，以前者较为多见，超声表现为壁薄光滑的囊性包块，囊腔内为清亮的液体。黏液性囊腺瘤大多表现为多房囊性，少数可表现为单房囊性，体积常较浆液性囊腺瘤大，内见较多纤维分隔，囊壁及分隔光滑，囊腔内充满黏液，其主要成分为黏

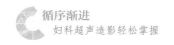

蛋白。卵巢囊腺瘤好发于30~60岁女性，临床表现多无明显症状，大多为体检时发现，当囊腺瘤较大时可出现下腹坠胀，发生蒂扭转、破裂时可引起急腹症。卵巢黏液性囊腺瘤破裂时，黏液进入腹腔，有发生黏液上皮种植于腹膜和腹腔脏器从而形成黏液瘤的可能。

（二）普通超声表现和超声造影表现

1. **普通超声表现**　卵巢浆液性囊腺瘤超声表现以附件单房囊性包块多见，病灶边界清晰，壁薄光滑，囊内为透声性好的无回声，部分囊内可见乳头状突起，少数伴有强回声钙化斑。彩色多普勒超声示囊壁见稀疏点状血流信号，乳头状突起内通常无明显血流信号（图4-1-7 A~B）。黏液性囊腺瘤超声表现为附件区多房囊性包块，病灶边界清晰，囊内见多条纤细分隔，囊壁及分隔光滑，囊内见点状回声，彩色多普勒超声示囊壁及分隔可见稀疏点状血流信号（图4-1-8 A~C）。

2. **超声造影表现**　大多数卵巢囊腺瘤二维超声即可明确诊断，但当囊内液体黏稠形成沉积物而呈现低回声或囊壁上乳头状突起血流信号增多时，需应用超声造影进一步辅助诊断。卵巢囊腺瘤超声造影表现为囊壁增强时间晚于或等于子宫肌层，增强早期囊壁及分隔、囊内乳头状突起呈均匀的等增强或低增强，增强晚期呈低增强，囊内液性成分呈无增强（图4-1-7 C~F、图4-1-8 D~G）。

（三）检查体会

1.卵巢囊腺瘤超声造影表现为增强早期囊壁及分隔、囊内乳头状突起呈均匀的等增强或低增强，增强晚期呈低增强，囊内液性成分呈无增强。

2.当卵巢囊性包块内囊内分隔增厚、不光滑，或实性成分较多、形态不规则、血流信号增多并阻力降低，且囊壁及囊内实性成分的超声造影表现为早增强和高增强时，需考虑交界性或恶性可能。部分交界性囊腺瘤与良性囊腺瘤超声造影表现一致，诊断尚存在困难。

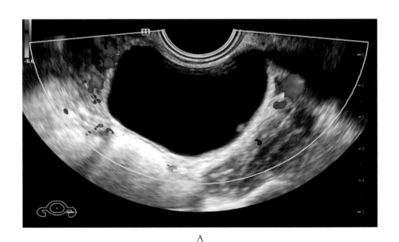

A

A.普通超声：左侧附件区囊性包块边界清晰，内壁见一个较小的乳头状突起，彩超显示囊壁见稀疏点状血流信号，囊内乳头状突起未见血流信号

图4-1-7　卵巢浆液性囊腺瘤普通超声及超声造影表现

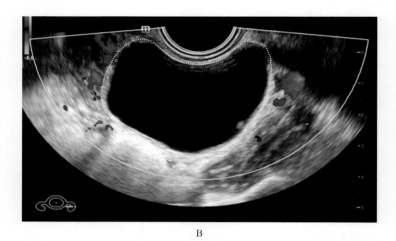

B

B. 白色虚线内为普通超声显示的病灶范围

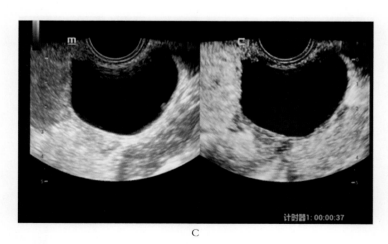

C

C. 超声造影：增强早期（37s），囊壁呈环状稍低增强，囊内乳头状突起无明
显增强

图4-1-7　卵巢浆液性囊腺瘤普通超声及超声造影表现（续）

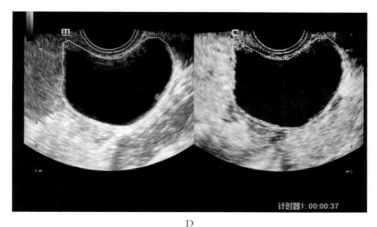

D

D. 白色虚线为增强早期（37s）的病灶范围

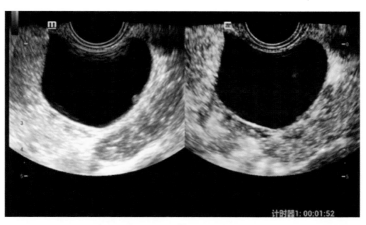

E

E. 超声造影：增强晚期（112s），囊壁消退不明显，呈稍低增强，囊内乳头
状突起无明显增强

图4-1-7　卵巢浆液性囊腺瘤普通超声及超声造影表现（续）

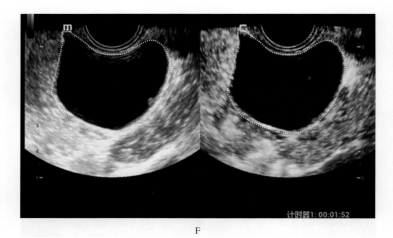

F

F. 白色虚线为增强晚期（112s）的病灶范围

图4-1-7 卵巢浆液性囊腺瘤普通超声及超声造影表现（续）

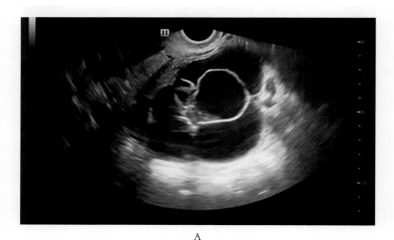

A

A. 灰阶超声：左侧附件区囊性包块，囊壁薄，内见多条纤细分隔，囊液透声
欠佳

图4-1-8 黏液性囊腺瘤普通超声及超声造影表现

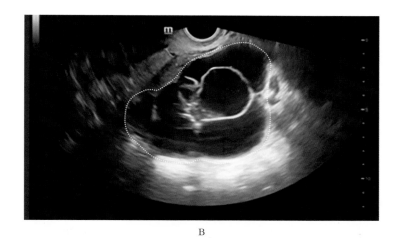

B

B. 白色虚线内为灰阶超声显示的病灶范围

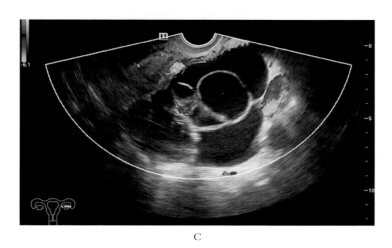

C

C. 彩色多普勒超声：肿块囊壁及分隔内见条状血流信号，囊内无回声区未见
血流信号

图4-1-8 黏液性囊腺瘤普通超声及超声造影表现（续）

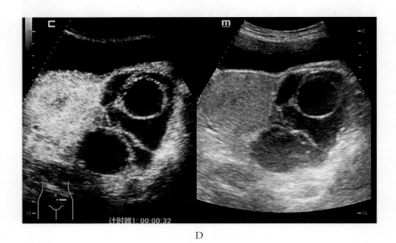

D

D. 超声造影：增强早期（32s），囊壁及分隔显影呈低增强，囊内液性暗区无增强

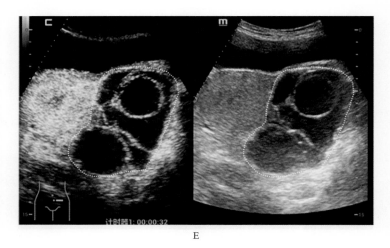

E

E. 白色虚线为增强早期（32s）的病灶范围

图4-1-8　黏液性囊腺瘤普通超声及超声造影表现（续）

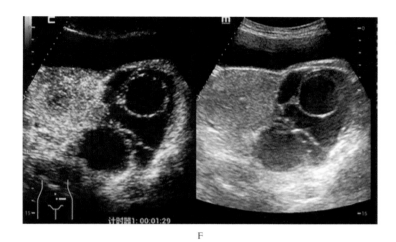

F

F. 超声造影：增强晚期（89s），囊壁及分隔呈均匀低增强，囊内液性暗区无
增强

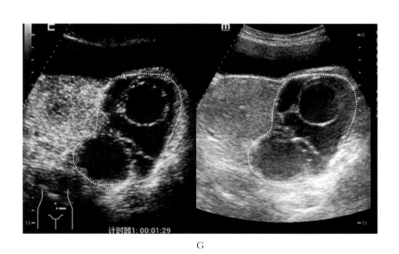

G

G. 白色虚线为增强晚期（89s）的病灶范围

图 4-1-8　黏液性囊腺瘤普通超声及超声造影表现（续）

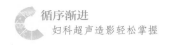

卵巢纤维瘤和卵泡膜细胞瘤

（一）概述

卵巢纤维瘤和卵泡膜细胞瘤是来源于卵巢性索间质的一类肿瘤，占所有卵巢肿瘤的1%～4%。卵巢纤维瘤由成纤维细胞组成并伴随不同程度的间质胶原化。卵巢卵泡膜细胞瘤由类似卵泡膜细胞的细胞组成，常合并不同程度的纤维成分，故亦可称为卵泡膜纤维瘤。此类病变多表现为良性，以单侧多见，好发于绝经后女性。临床表现无特异性，较小的病灶常无明显症状，多在偶然体检时发现。较大的病灶可引起下腹胀痛、不适，出现下腹部包块。部分患者因合并有雌激素、CA125水平的升高，从而导致阴道不规则出血。当卵巢纤维瘤和卵泡膜细胞瘤合并有胸水、腹水时，称为梅格斯综合征。

（二）普通超声表现和超声造影表现

1. 普通超声表现 卵巢纤维瘤和卵泡膜细胞瘤超声表现为卵巢内单发的实性为主的肿块，圆形或类圆形，边界清晰，内部呈均匀或不均匀的低回声，可合并囊性变及钙化，后方回声分为增强型、增强衰减混合型和衰减型。肿块内卵泡膜细胞成分越多，后方回声增强越明显；肿块内含纤维组织越多，后方回声衰减越明显。彩色多普勒超声示肿块内血流信号不丰富（图4-1-9 A～B）。

2. **超声造影表现（静脉超声造影）** 卵巢纤维瘤和卵泡膜细胞瘤增强时间大多晚于子宫肌层，增强早期呈均匀或不均匀低增强，增强晚期呈不均匀低增强（图4-1-9 C～F）。其超声造影表现符合卵巢良性肿瘤的造影特点。

（三）检查体会

1.卵巢纤维瘤和卵泡膜细胞瘤的普通二维超声声像表现具有一定的特征性，但二维超声下其与阔韧带子宫肌瘤的鉴别仍有一定的困难。

2.超声造影可实时观察肿块蒂部血管的来源及肿块内微血流的灌注过程，有助于二者的鉴别。阔韧带子宫肌瘤的蒂部血管来源于子宫肌层，灌注时间与子宫肌层同步，呈均匀的等增强或稍高增强；而卵巢纤维瘤和卵泡膜细胞瘤的供血血管来源于卵巢，其灌注时间晚于子宫肌层，肿瘤内的血管分布较少，超声造影表现为低增强。

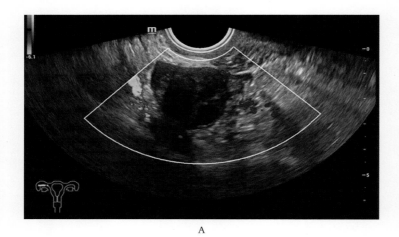

A

A. 普通超声：右侧附件区类圆形实性低回声团，边界清晰，内部回声欠均
匀，彩超示低回声团内未见血流信号

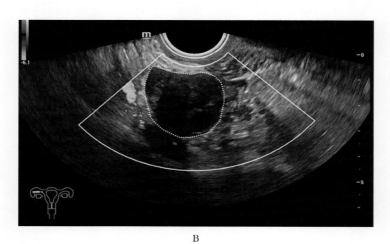

B

B. 白色虚线内为普通超声显示的病灶范围

图4-1-9　卵泡膜细胞瘤普通超声及超声造影表现

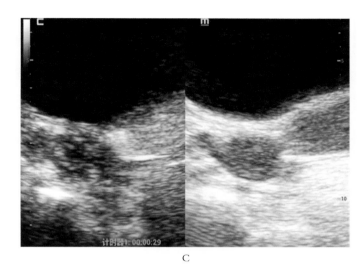

C

C. 超声造影：增强早期（29s），实性低回声团显影呈不均匀低增强，灌注晚
于子宫肌层

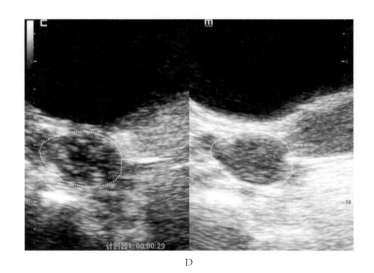

D

D. 白色虚线为增强早期（29s）的病灶范围

图 4-1-9　卵泡膜细胞瘤普通超声及超声造影表现（续）

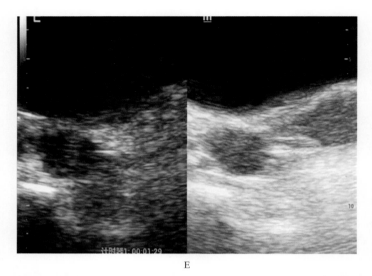

E

E. 超声造影：增强晚期（89s），实性低回声团消退呈低增强

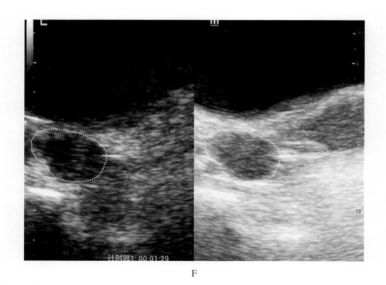

F

F. 白色虚线为增强晚期（89s）的病灶范围

图4-1-9　卵泡膜细胞瘤普通超声及超声造影表现（续）

卵巢良性肿瘤蒂扭转

（一）概述

卵巢良性肿瘤蒂扭转是常见的妇科急症之一，常发生于儿童和年轻女性，容易发生于瘤体蒂部较长、肿瘤活动度大、重心位于一侧、中等大小的卵巢病变，如畸胎瘤、系膜囊肿、囊腺瘤等，以畸胎瘤较为常见。当患者剧烈运动或突然改变体位时，蒂部较长的卵巢肿瘤易发生扭转，蒂内的动静脉及淋巴管闭塞，使得静脉回流受阻，瘤体快速增大，动脉供血受阻，最终导致瘤体发生坏死或破裂。50%~81%的卵巢良性肿瘤扭转可合并卵巢扭转，根据扭转程度不同可分为完全扭转和不完全扭转。临床表现为突发下腹疼痛或持续性钝痛，可伴有恶心呕吐、发热、白细胞升高等。妇科检查时可扪及附件包块并有触痛。

（二）普通超声表现和超声造影表现

1. 普通超声表现 卵巢良性肿瘤蒂扭转超声表现为盆腔见中等大小的囊性、囊实性或实性包块，边界清晰，当出现破裂或感染时边界可模糊，多数可见囊壁增厚，肿块内回声紊乱，囊性成分内可见细弱点状回声。发现扭转的血管蒂是诊断的关键，表现为子宫与肿块之间可见靶环状、螺旋状或条索样低回声区，形态不规则，内部回声不均匀，可见扩张的静脉管腔，盆腔有时可见少量积液。肿块及蒂部用探头压之有触痛。当合并卵巢扭转时，患侧卵巢增大，实质呈低回声，小卵泡聚集在皮质下呈环状。彩色多普勒超声示扭转的肿块或卵巢内血流信号明显减少或消失。根据扭转时间和程度不同，彩色多普勒超声可有不同表现：扭转早期血管蒂内动静脉未发生闭塞，肿块可能未发生缺血坏死，血管蒂内可探及动静脉血流信号；扭转中期血管蒂内由于静脉管壁薄，易发生闭塞，肿物局部血运障碍，血管蒂内可探及动脉血流信号，未探及静脉血流信号；扭转晚期血管蒂内动静脉完全闭塞，肿块缺血坏死，血管蒂内未探及血流信号（图4-1-10 A～D）。

2. 超声造影表现（静脉超声造影） 受患者体型、肿块深度、肿瘤衰减等的影响，彩色多普勒超声常难以清晰显示扭转的肿物或卵巢及其蒂部真实的血流分布，超声造影可帮助临床明确肿块或卵巢的供血情况，判断其扭转程度。大部分血管蒂因与卵巢肿物包裹在一起，表现为混合回声团，在超声造影下难以单独显示血管蒂。卵巢良性肿瘤或卵巢完全扭转时肿块内部及囊壁或卵巢实质内超声造影呈无增强；发生不完全扭转时卵巢肿物或卵巢增强时间等于或晚于子宫肌层，增强早期呈不均匀高增强或低增强，肿块内可见散在无增强区，增强晚期呈高增强或低增强（图4-1-10 E～H）。

(三) 检查体会

1.卵巢良性肿瘤蒂扭转是常见的妇科急腹症，临床需要与急性阑尾炎、输卵管炎、卵巢囊肿破裂等鉴别，超声检查是最常用的一线手段。

2.卵巢良性肿瘤蒂扭转的超声特点为一侧附件见囊性或囊实性包块，其血流信号减少或消失，伴或不伴有盆腔积液；子宫与附件包块间有时可见"漩涡状"的血管蒂，这是常规超声诊断的关键特征。

3.当伴有卵巢扭转时，卵巢增大，回声减低，卵巢内血流信号减少或消失，但由于正常卵巢的血流信号也不丰富，因此仅靠普通超声往往难以判断卵巢内真正的血流灌注情况。

4.应用超声造影可直观地显示卵巢肿块及卵巢的血供情况，为诊断提供更多精准的有效信息。

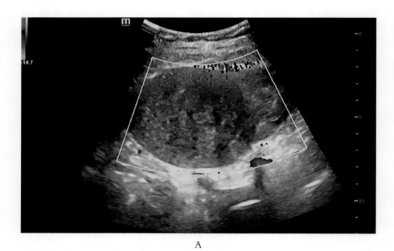

A

A.普通超声：左侧附件区实性低回声团，彩超示低回声团内未见明显血流信号

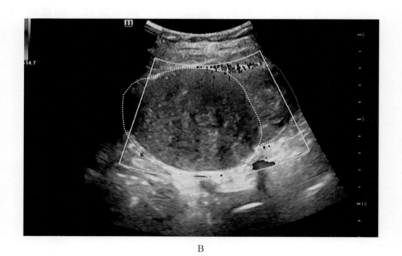

B

B.白色虚线内为普通超声显示的病灶范围，红色虚线内为蒂部的病灶范围

图4-1-10 卵泡膜细胞瘤伴不完全蒂扭转普通超声及超声造影表现

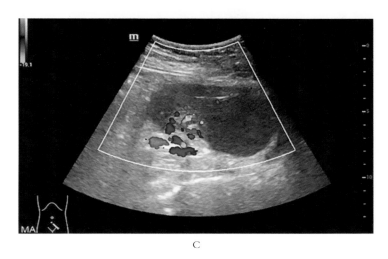

C

C. 普通超声：横切面显示实性低回声团一侧见稍高回声区的血管蒂，
内见漩涡状的血流信号

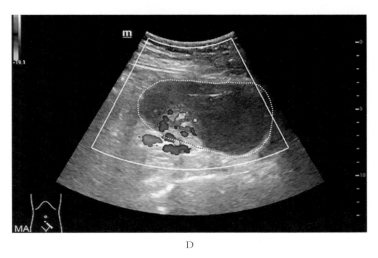

D

D. 白色虚线内为病灶范围，红色虚线内为蒂部范围

图 4-1-10　卵泡膜细胞瘤伴不完全蒂扭转普通超声及超声造影表现
（续）

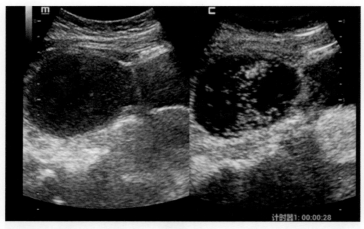

E

E. 超声造影：增强早期（28s），实性低回声团灌注较少、呈较低增强，
血管蒂呈稍低增强

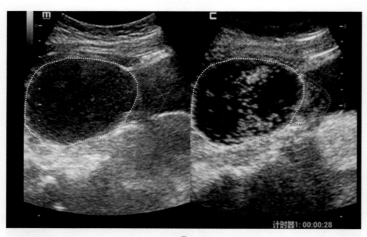

F

F. 白色虚线内为增强早期（28s）的病灶范围，红色虚线内为蒂部范围

图4-1-10　卵泡膜细胞瘤伴不完全蒂扭转普通超声及超声造影表现
（续）

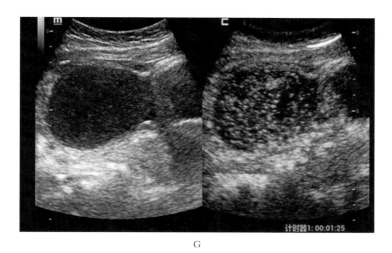

G

G. 超声造影：增强晚期（85s），病灶逐步全瘤灌注逐渐呈低增强，
血管蒂呈稍低增强

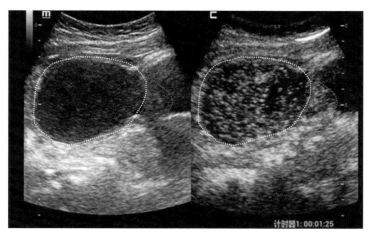

H

H. 白色虚线内为增强晚期（85s）的病灶范围，红色虚线内为蒂部范围

图4-1-10 卵泡膜细胞瘤伴不完全蒂扭转普通超声及超声造影表现
（续）

（张姿景）

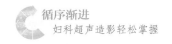

二、卵巢恶性肿瘤

卵巢恶性肿瘤中90%~95%为卵巢原发性病变，其余5%~10%为转移性病变。卵巢恶性肿瘤的组织学类型之多居全身各器官首位。卵巢肿瘤主要的组织学类型有上皮来源的肿瘤、性索间质来源的肿瘤、生殖细胞来源的肿瘤、转移性肿瘤等。由于卵巢恶性肿瘤早期常常无临床症状或无特异性表现，故其早期诊断比较困难。卵巢恶性肿瘤晚期主要症状为腹痛、腹胀、腹部包块、腹腔积液等；部分患者可有消瘦、贫血等恶病质表现。

不同组织来源的卵巢恶性肿瘤其临床症状略有不同，应结合病史和体征，辅以必要的超声检查对其进行初筛及诊断。常规灰阶超声检查可以了解卵巢肿块的部位、大小、形态、性质（囊实性）、与周边组织的关系等。彩色多普勒超声检查可观察卵巢及其新生组织的血流情况，包括肿块血供是否丰富、血流阻力指数高低等，有助于鉴别诊断卵巢肿瘤的良恶性。而对于一些难以鉴别是来源于子宫还是附件的盆腔肿块，可根据超声造影的增强时间和增强强度，帮助明确肿瘤血供是来源于子宫还是来源于卵巢，精准判断肿块的囊实性、有无合并坏死出血、是富血供还是乏血供等。

卵巢上皮来源恶性肿瘤

（一）概述

卵巢上皮来源恶性肿瘤是最常见的卵巢恶性肿瘤，发病年龄大多在30～60岁，青春期前罕见。卵巢上皮性恶性肿瘤的病因尚不清楚，部分上皮性卵巢癌的发生与遗传因素有密切的关系。

卵巢上皮来源恶性肿瘤最常见的是浆液性囊腺癌和黏液性囊腺癌。浆液性囊腺癌为所有卵巢恶性肿瘤中最常见者，约占40%～50%，1/3～1/2为双侧。肿瘤常为囊实性，体积较大，表面光滑，灰白色或有乳头生长，切面常为多房性，腔内有乳头生长，囊液混浊，有时为血性。黏液性囊腺癌约占卵巢恶性肿瘤的10%，单侧居多，瘤体较大，呈囊实性，表面多无乳头，切面为多房，有实性区域或乳头，组织极脆，囊液混浊或为血性。

（二）普通超声表现和超声造影表现

1.普通超声表现　在一侧或者双侧附件区可见不规则的低回声或混合回声团，形态不规则，为多房囊实性肿块，囊壁厚薄不均，内可见较多实性部分，内壁多有乳头。部分肿瘤生长迅速，在盆腹腔可见巨大的囊实性包块。彩色多普勒超声显示卵巢上皮来源恶性肿瘤血流丰富，在囊壁及实性部分可探及较丰富的血流信号，可探及低阻动脉血流频谱（图4-1-11 A～C、图4-1-12 A～C）。

2. **超声造影表现（静脉超声造影）** 卵巢上皮来源恶性肿瘤超声造影表现为在增强早期肿块的囊壁及实性部分，尤其是囊壁上乳头可见造影剂灌注呈不均匀高增强，增强时间早于或者等于子宫肌层，增强晚期造影剂消退时间早于或等于子宫肌层，呈不均匀低增强，囊性部分始终无造影剂灌注，呈无增强区（图4-1-11 D～G、图4-1-12 D～G）。

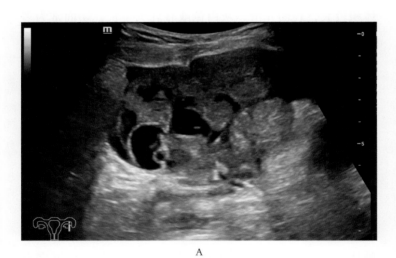

A

A. 灰阶超声：左侧附件区可见一囊实性混合回声团，边界欠清，内部回声不均匀

图4-1-11 浆液性囊腺癌普通超声及超声造影表现

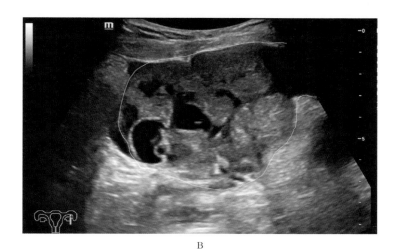

B

B. 白色虚线内为灰阶超声显示的病灶范围

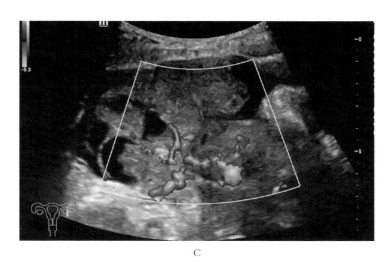

C

C. 彩色多普勒超声：在囊实性混合回声团内可见较丰富的条状血流信号

图 4-1-11　浆液性囊腺癌普通超声及超声造影表现（续）

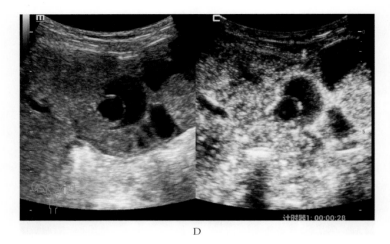

D

D. 超声造影：增强早期（28s）可见左侧附件区囊实性肿块增强时间早于子
宫肌层，为不均匀高增强，内可见多个无增强区

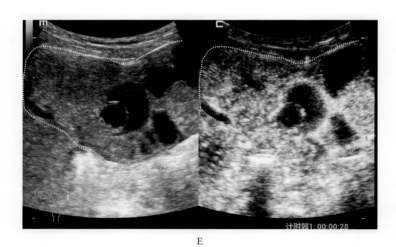

E

E. 白色虚线部分为增强早期（28s）的病灶灌注范围

图 4-1-11　浆液性囊腺癌普通超声及超声造影表现（续）

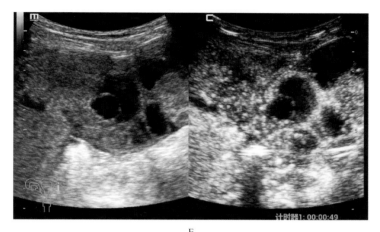

F

F. 超声造影：增强晚期（49s）左侧附件区囊实性肿块造影剂消退时间早于
子宫肌层，为不均匀低增强，内可见多个无增强区

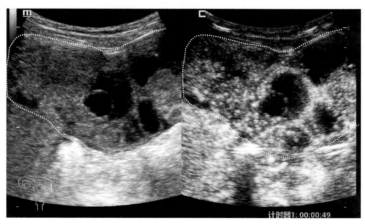

G

G. 白色虚线部分为增强晚期（49s）的病灶灌注范围

图 4-1-11　浆液性囊腺癌普通超声及超声造影表现（续）

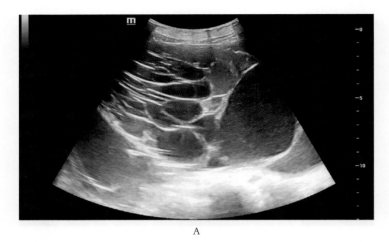

A

A. 灰阶超声提示盆腔可见一囊实性混合回声团，边界欠清，内部回声不均匀

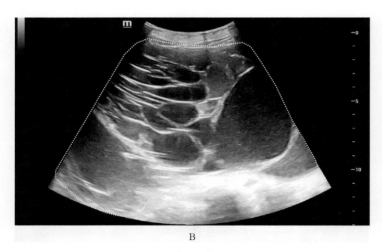

B

B. 白色虚线内为普通超声显示的病灶范围

图4-1-12 黏液性囊腺癌普通超声及超声造影表现

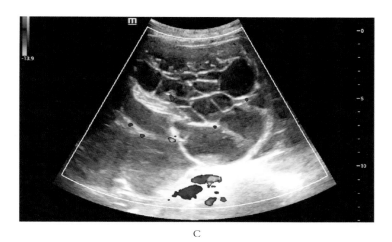

C

C. 彩色多普勒超声显示在囊实性混合回声团内可见散在的短条状血流信号

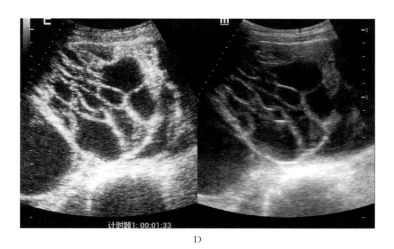

D

D. 超声造影显示增强早期可见盆腔囊实性肿块增强时间早于子宫肌层，
为不均匀高增强，内可见多个无增强区

图 4-1-12　黏液性囊腺癌普通超声及超声造影表现（续）

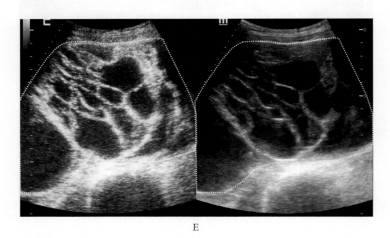

E

E. 白色虚线部分为增强早期的病灶灌注范围

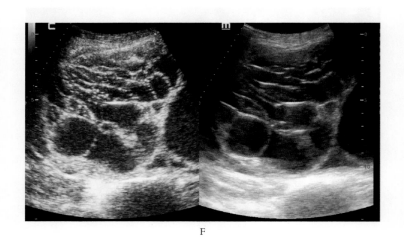

F

F. 超声造影显示增强晚期囊实性肿块造影剂消退时间同步于子宫肌层，
为不均匀低增强，内可见多个无增强区

图4-1-12　黏液性囊腺癌普通超声及超声造影表现（续）

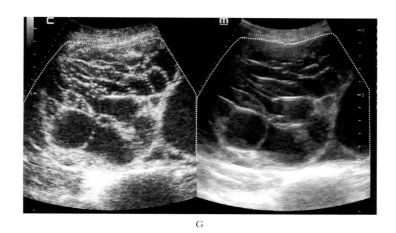

G. 白色虚线部分为增强晚期的病灶灌注范围

图 4-1-12 黏液性囊腺癌普通超声及超声造影表现（续）

卵巢性索间质来源恶性肿瘤

（一）概述

卵巢性索间质来源恶性肿瘤发病率约占卵巢恶性肿瘤的5%，常常伴有内分泌功能紊乱，此类肿瘤能分泌激素并出现相应症状，因此又称为功能性卵巢肿瘤。发生在儿童可引起性早熟，发生在女性生育年龄可出现月经紊乱，老年妇女可出现绝经后出血，约15%伴发子宫内膜癌；而睾丸母细胞瘤多能分泌雄激素，病人出现男性化表现。在临床上，多数患者表现为腹部包块合并内分泌紊乱相关症状。恶性性索间质肿瘤常见的病理类型是颗粒细胞瘤，这是一种低度恶性的卵巢肿瘤，多发生于50岁左右妇女，95%为单侧性，呈圆形或卵圆形，大小不一，表面光滑或呈分叶状。颗粒细胞瘤预后较好，但部分病例在治疗多年后仍可复发。

（二）普通超声表现和超声造影表现

1. 普通超声表现 卵巢性索间质来源恶性肿瘤表现为一侧附件区的类圆形或者类椭圆形实性低回声肿块，或伴有大量小腔隙的多房囊实性肿块，边界尚清，内部为不均匀低回声，可合并有子宫内膜增厚及回声不均，部分患者可伴有腹水，彩色多普勒超声显示瘤体内血流信号增多，多为较丰富的条状、树枝状血流信号，肿瘤内出血坏死区域则无血流信号（图4-1-13 A～E）。

2. 超声造影表现（静脉超声造影） 卵巢性索间质来源恶性肿瘤超声造影表现为在增强早期肿块的内部可见造影剂灌注，增强时间晚于子宫肌层，瘤体整体呈不均匀的等增强或高增强，造影剂消退时间早于或等于子宫肌层。出血坏死囊变区域始终无造影剂灌注呈无增强区（图4-1-13 F～L）。

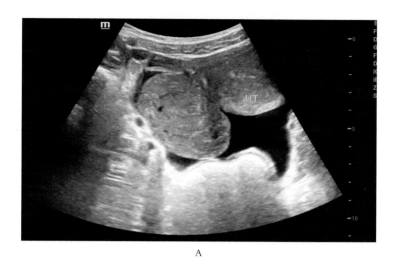

A

A. 灰阶超声：右侧附件区可见一类圆形实性低回声团，边界清晰，包膜完整，内部回声欠均匀，盆腔见少量腹水

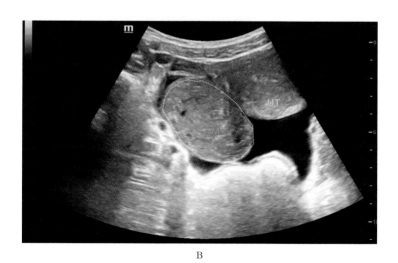

B

B. 白色虚线内为病灶范围，红色虚线内为子宫

图4-1-13　卵巢颗粒细胞瘤普通超声及超声造影表现

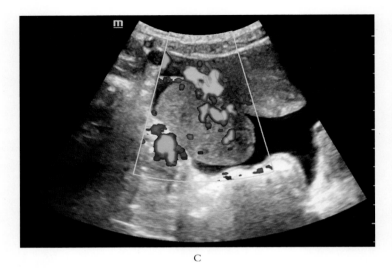

C

C. 彩色多普勒超声：肿块内可见丰富的血流信号

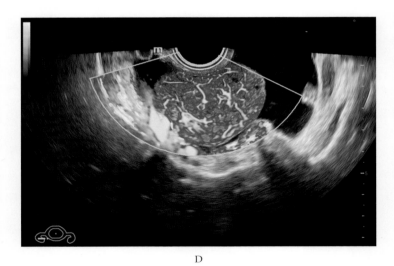

D

D. 微血流成像：肿块内血管丰富，显示血流更为敏感

图4-1-13　卵巢颗粒细胞瘤普通超声及超声造影表现（续）

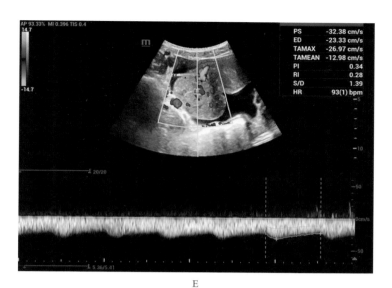

E

E. 频谱多普勒超声：探及低阻动脉血流，*RI*：0.28

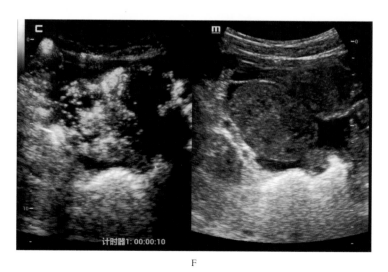

F

F. 超声造影：增强早期（10s）肿块增强早于子宫肌层，为不均匀高增强

图 4-1-13　卵巢颗粒细胞瘤普通超声及超声造影表现（续）

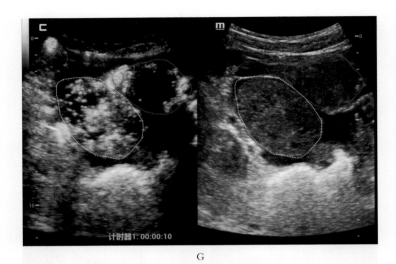

G

G. 白色虚线部分为增强早期（10s）的肿块灌注范围，红色虚线部分为子宫

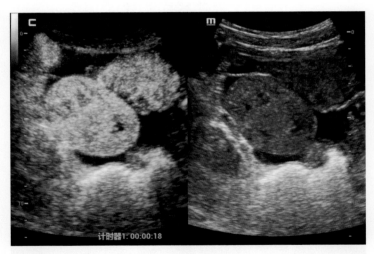

H

H. 超声造影：达峰时期（18s）肿块进一步灌注，达全瘤高增强，
内部见少许无增强区

图 4-1-13　卵巢颗粒细胞瘤普通超声及超声造影表现（续）

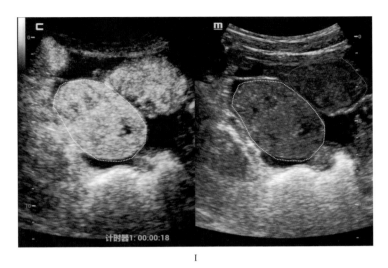

I

I. 白色虚线部分为增强早期（18s）的肿块灌注范围，红色虚线部分为子宫

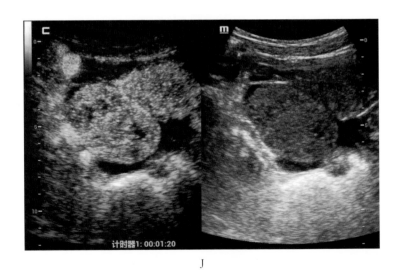

J

J. 超声造影：增强晚期（80s）肿块早于子宫肌层消退，呈不均匀低增强

图 4-1-13　卵巢颗粒细胞瘤普通超声及超声造影表现（续）

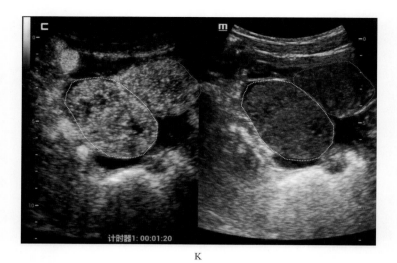

K

K. 白色虚线部分为增强晚期（80s）的肿块灌注范围，红色虚线部分为子宫

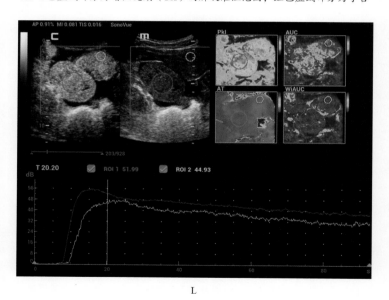

L

L. 时间－强度曲线分析，紫色曲线为病灶，黄色曲线为子宫肌层

图4-1-13　卵巢颗粒细胞瘤普通超声及超声造影表现（续）

卵巢生殖细胞来源恶性肿瘤

（一）概述

卵巢生殖细胞来源肿瘤占卵巢肿瘤的20%，发病率仅次于上皮来源肿瘤。生殖细胞肿瘤可见于任何年龄，但以年轻妇女多见。在儿童和青春期妇女的卵巢肿瘤中，60%为生殖细胞来源，其中1/3为恶性。患有卵巢生殖细胞来源恶性肿瘤的患者常常有腹部包块、腹胀的体征和症状。当肿瘤内部出现坏死、出血或者合并感染时，可出现发热等临床症状；当肿瘤出现破裂、扭转时，可出现剧烈腹痛等急腹症表现。卵巢生殖细胞来源恶性肿瘤最常见的类型是未成熟性畸胎瘤、无性细胞瘤和卵黄囊瘤。未成熟性畸胎瘤多发生于青少年，几乎都是单侧性的实性肿瘤，体积较大，表面呈结节状，可伴有腹水。卵黄囊瘤生长速度快，体积较大，又易出现包膜破裂，往往起病较急。

（二）普通超声表现和超声造影表现

1. 普通超声表现　卵巢生殖细胞来源恶性肿瘤因肿瘤组织成分复杂多样，可有不同的声像图表现。

未成熟性畸胎瘤在肿块内可见到毛发、脂质、骨骼的回声，同时亦可见到不均匀片状低回声。彩色多普勒超声可在未成熟性畸胎瘤内部的不均匀低回声区探及条状动脉

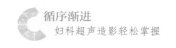

血流信号（图4-1-14 A~C）。

卵黄囊瘤多发生在单侧卵巢，生长迅速，内部容易发生出血坏死，超声表现为肿瘤体积较大，边界尚清，内部为不均匀低回声。彩色多普勒超声可在卵黄囊瘤的瘤体内探及条状动脉血流，频谱多普勒显示为低阻动脉血流频谱（图4-1-15 A~C）。

无性细胞瘤多为中等大小的实性肿块，边界尚清，内部为不均匀实性低回声，彩色多普勒超声检查可探及较丰富的血流信号（图4-1-16 A~C）。

2. 超声造影表现（静脉超声造影）　卵巢生殖细胞来源恶性肿瘤根据组织来源不同，可表现出不同的超声造影声像。

未成熟性畸胎瘤内部的毛发和脂质因无造影剂灌注而呈无增强，而不均匀低回声区部分由于富含未分化成熟的甲状腺组织或者神经组织，故可见造影剂灌注呈高增强，且瘤体增强时间早于或等于子宫肌层，后期造影剂消退早于或等于子宫肌层，表现为低增强（图4-1-14 D~G）。

卵黄囊瘤因生长迅速，内部容易发生大面积的出血坏死，故静脉注入造影剂后，瘤体内部分有造影剂灌注呈现高增强，同时在坏死区却始终未见造影剂灌注，呈无增强。后期瘤体的造影剂消退早于或等于子宫肌层，表现为低增强（图4-1-15 D~G）。

无性细胞瘤超声造影可见造影剂灌注早于子宫肌层，呈现高增强，内部可见散在的片状无增强区（图4-1-16 D~E）。

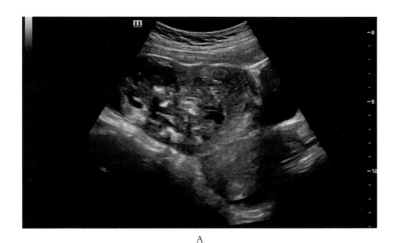

A

A. 灰阶超声：右侧附件区可见一低回声团（实性为主），边界尚清，
内部为不均匀低回声及少许不规则液性暗区

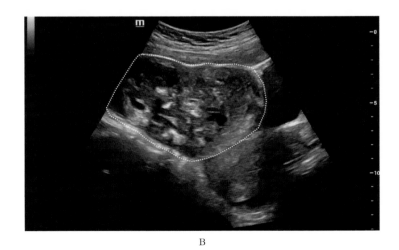

B

B. 白色虚线内为灰阶超声显示的病灶范围

图 4-1-14　未成熟性畸胎瘤普通超声及超声造影表现

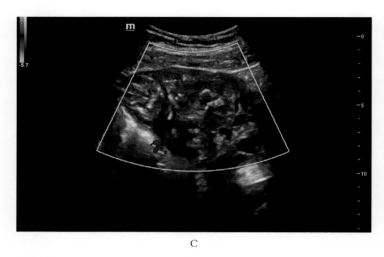

C

C. 彩色多普勒超声：低回声团内可见散在条状血流信号

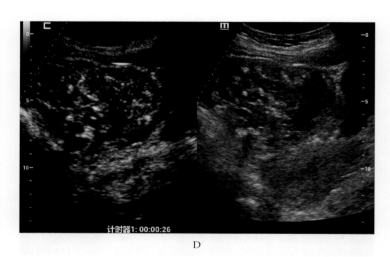

D

D. 超声造影：增强早期（26s）可见低回声肿块增强时间早于子宫肌层，
为不均匀高增强

图 4-1-14　未成熟性畸胎瘤普通超声及超声造影表现（续）

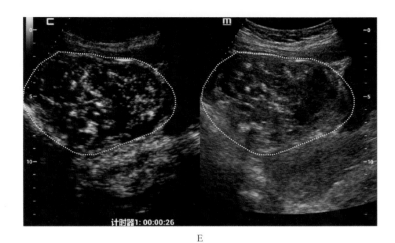

E

E. 白色虚线部分为增强早期（26s）的病灶灌注范围

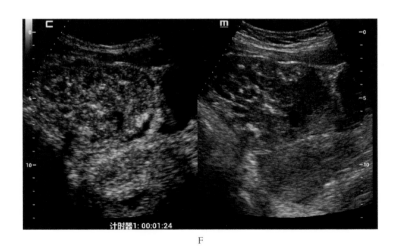

F

F. 超声造影：增强晚期（84s）实性肿块造影剂消退时间早于子宫肌层，
为不均匀低增强

图 4-1-14　未成熟性畸胎瘤普通超声及超声造影表现（续）

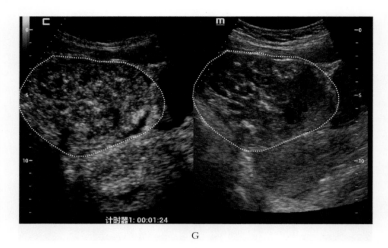

G

G. 白色虚线部分为增强晚期（84s）的病灶灌注范围

图 4-1-14　未成熟性畸胎瘤普通超声及超声造影表现（续）

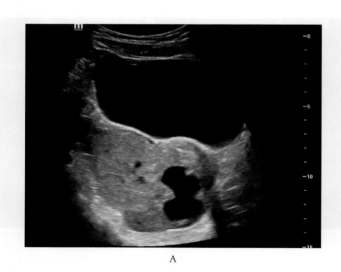

A

A. 灰阶超声：右侧附件区可见一囊实性低回声团（实性为主），边界尚清，
内部为不均匀低回声，并可见不规则形无回声区

图 4-1-15　卵黄囊瘤普通超声及超声造影表现

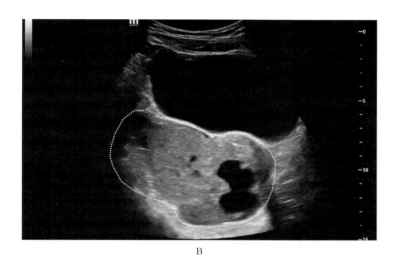

B

B. 白色虚线内为灰阶超声显示的病灶范围

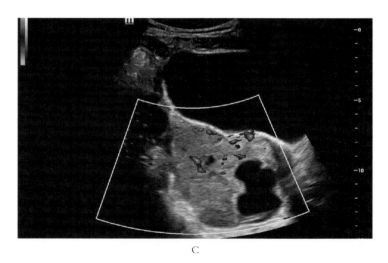

C

C. 彩色多普勒超声：低回声团内可见散在短条状血流信号

图 4-1-15　卵黄囊瘤普通超声及超声造影表现（续）

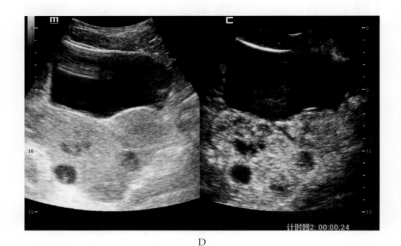

D

D. 超声造影：增强早期（24s）可见低回声肿块增强时间早于子宫肌层，
为不均匀高增强

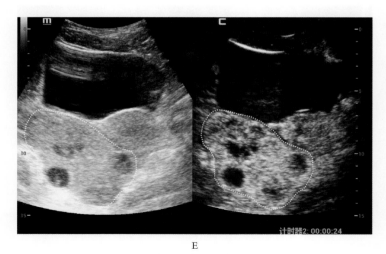

E

E. 白色虚线部分为增强早期（24s）的病灶灌注范围

图4-1-15　卵黄囊瘤普通超声及超声造影表现（续）

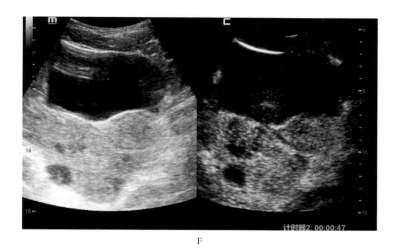

F

F. 超声造影：增强晚期（47s）囊实性肿块造影剂消退时间同步于子宫肌层，
为不均匀低增强

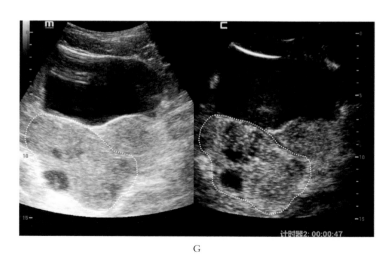

G

G. 白色虚线部分为增强晚期（47s）的病灶灌注范围

图 4-1-15　卵黄囊瘤普通超声及超声造影表现（续）

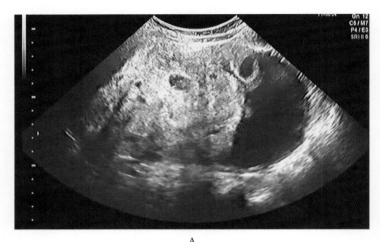

A

A. 灰阶超声：右侧附件区可见一囊实性低回声团（实性为主），边界尚清，
内部为不均匀低回声及无回声区

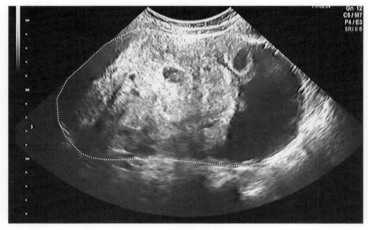

B

B. 白色虚线内为灰阶超声显示的病灶范围

图4-1-16　无性细胞瘤普通超声及超声造影表现

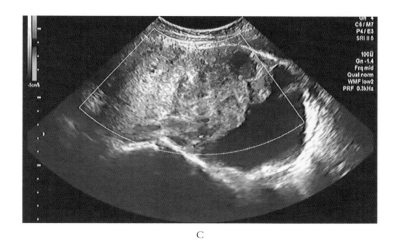

C

C. 彩色多普勒超声：低回声团内可见较丰富的条状血流信号

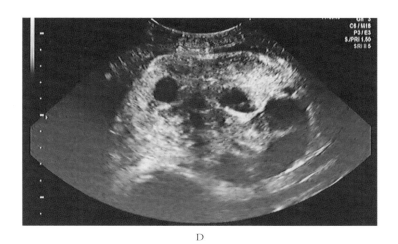

D

D. 超声造影：增强早期可见低回声肿块增强时间早于子宫肌层，
为不均匀高增强

图4-1-16 无性细胞瘤普通超声及超声造影表现（续）

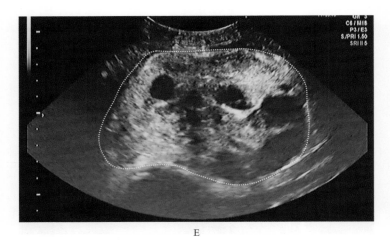

E. 白色虚线部分为增强早期的病灶灌注范围

图4-1-16　无性细胞瘤普通超声及超声造影表现（续）

卵巢转移性肿瘤

（一）概述

卵巢是恶性肿瘤常见的转移部位，5%～10%的卵巢肿瘤是转移性的。最常见的是来自消化道、乳腺和生殖道的转移癌。转移癌常侵犯双侧卵巢，侵犯单侧卵巢者仅10%。库肯伯格瘤（Krukenberg tumor）是一种特殊类型的转移性腺癌，原发部位为胃肠道。肿瘤为双侧性，中等大小，卵巢一般保持原状。卵巢转移癌在早期和其他的早期卵巢癌一样无明显临床症状，但常伴有一些与原发癌灶相关的临床表现。

（二）普通超声表现和超声造影表现

1. 普通超声表现 卵巢转移性肿瘤为双侧性，中等大小，多保持卵巢原状或呈肾形，超声检查在双侧附件区可见类椭圆形低回声肿块，边界尚清，内部为不均匀低回声。彩色多普勒超声提示血流信号不丰富（图4-1-17A～C）。

2. 超声造影表现（静脉超声造影） 卵巢转移性肿瘤超声造影表现呈多样性，但来源于胃肠道的转移瘤常有如下表现：静脉注入造影剂后，肿瘤内部较大的供血动脉首先显影增强，而后为分支增强，肿瘤血管灌注呈"树枝状"，

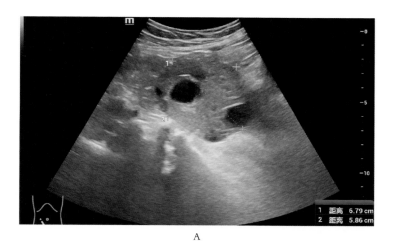

A

A. 灰阶超声：右侧附件区可见一囊实性低回声团（实性为主），大小约68mm×59mm，边界尚清，内部为不均匀低回声，并可见多个类椭圆形无回声区，形似增大的卵巢

图4-1-17 卵巢转移癌普通超声及超声造影表现

（结肠癌术后转移）

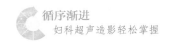

瘤体增强时间早于或等于子宫肌层，呈不均匀高增强，晚期造影剂消退早于子宫肌层，呈低增强（图4-1-17 D～G）。

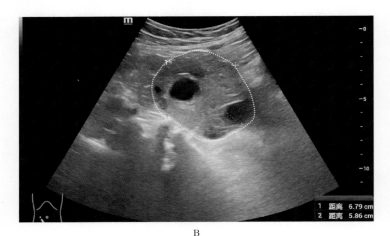

B

B. 白色虚线内为灰阶超声显示的病灶范围

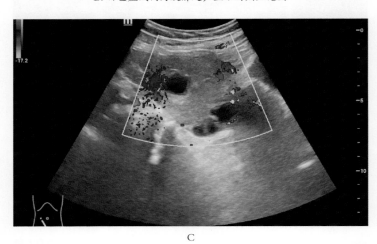

C

C. 彩色多普勒超声：低回声团内可见条状血流信号

图4-1-17　卵巢转移癌普通超声及超声造影表现
（结肠癌术后转移）（续）

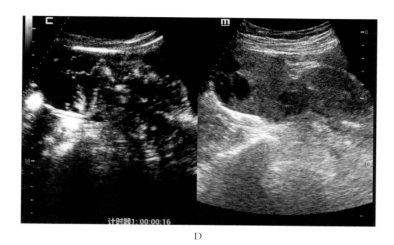

D

D. 超声造影：增强早期（16s）可见低回声肿块增强时间早于子宫肌层，为不均匀高增强，肿瘤内部较大的供血动脉首先显影增强，而后为分支增强，肿瘤血管灌注呈"树枝状"

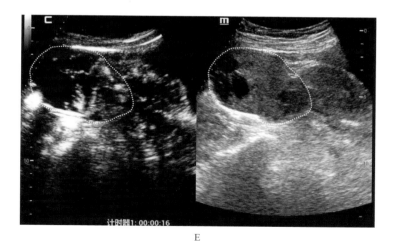

E

E. 白色虚线部分为增强早期（16s）的病灶灌注范围

图4-1-17　卵巢转移癌普通超声及超声造影表现（结肠癌术后转移）（续）

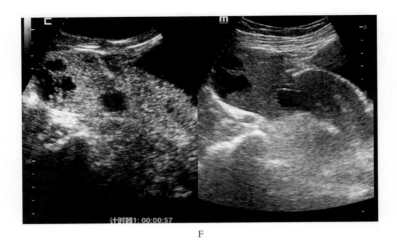

F

F. 超声造影：增强晚期（57s）肿块造影剂消退时间早于子宫肌层，
为不均匀低增强

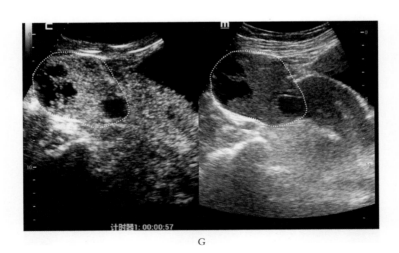

G

G. 白色虚线部分为增强晚期(57s)的病灶灌注范围

图 4-1-17　卵巢转移癌普通超声及超声造影表现
（结肠癌术后转移）（续）

三、检查体会

1.在卵巢肿块的良、恶性病变鉴别过程中，普通超声检查仍然是首选一线的检查方法，在普通超声检查的基础上再进行超声造影，能够提高鉴别诊断的准确性。但对交界性卵巢肿瘤的诊断，超声造影仍存在困难。

2.卵巢来源的恶性肿瘤有类似的灌注模式：病灶囊壁及实性部分呈现"早进早退"的造影增强模式，增强形态不均匀。部分恶性肿瘤的实性成分内存在坏死区域，表现为不规则无增强，单纯采用超声造影指标鉴别恶性卵巢肿瘤的病理分型较为困难，需结合常规超声特点及临床表现综合考虑。

3.卵巢转移性恶性肿瘤超声造影表现多样，取决于原发肿瘤的血供特点。当发现双侧卵巢增大，可疑卵巢转移瘤时可进行超声造影检查增加诊断信息。目前转移性恶性肿瘤研究较少，其超声造影特点有待于进一步探索。

（毛永江）

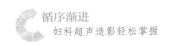
第二节

输卵管病变

一、概述

输卵管病变包括良性病变（输卵管积液、输卵管炎、输卵管妊娠、输卵管系膜囊肿等）和恶性病变（原发性输卵管癌与继发性输卵管恶性病变），以发热、腹痛、腹胀、阴道流液和阴道出血等为主要临床症状。由于输卵管病变具有形态不规则（弯曲肠管状/腊肠状）、囊壁厚薄不均、不全分隔及与卵巢有分界等超声特征，大部分病变易于鉴别，但对于囊实性的输卵管病变来讲，普通超声鉴别存在一定的困难，需要借助超声造影来进一步辅助诊断。

二、超声表现和超声造影表现

输卵管良性病变

1. 普通超声表现

（1）输卵管炎（salpingitis）超声表现为：囊壁厚薄不均，且囊内见不全分隔，囊内可见均匀/不均匀点状弱回声（图4-2-1）。如长期感染可出现低回声沉积物，容易误诊为囊内突起或实性病变（图4-2-2 A ~ B）。周边多可见网膜组织，形成粘连或伴有盆腔积液。常见的临床表现有发热、腹痛、阴道流液，实验室检查炎性指标升高等，具有一定的诊断意义。需要注意的是，长期慢性输卵管炎，由于反复的炎性病变及周围组织的包裹，超声可表现为实性低回声病变，需要与恶性肿瘤鉴别，但慢性输卵管炎不具备卵巢恶性肿瘤的其他表现，如肿瘤指标的升高、大量腹水、周边组织浸润及盆壁的转移等。

彩色多普勒超声：在增厚的囊壁及不全分隔上可见较丰富的血流信号，可探及低阻力/中等阻力动脉频谱。囊内低回声、沉积物及液性暗区均未见明显血流信号（图4-2-2 C ~ D）。

（2）输卵管妊娠（salpingocyesis）超声表现：对于妊娠史不明的输卵管囊实性/实性病变或陈旧性异位妊娠，超声表现为长条形混合回声团/低回声团，边界清，边缘规整，内部回声不均匀。同侧卵巢可见，与肿块有相对运动，且病灶与肌层分界清楚。

彩色多普勒超声：囊壁可见点条状血流信号，内部常未见明显血流信号（图4-2-3 A ~ C）。妊娠相关实验室检查阳性是诊断的关键，因此，对于怀疑是输卵管来源的病变，都建议进行妊娠相关实验室检查以进一步鉴别诊断。

2. 超声造影表现　超声造影对输卵管病变的主要价值是：

（1）观察囊内的低回声或类实性部分有无造影剂灌注、是否有活性。

（2）对于难以鉴别的囊实性病变，造影后能否显示输卵管形态、轮廓及特征性结构（管状结构和不全分隔等）。以子宫肌层做对照，输卵管炎性病变的囊壁，增强早期多呈早增强，高增强/等增强（图4-2-4 A~B、图4-2-5 A~B），增强晚期呈早消退、低增强；输卵管妊娠的囊壁增强早期时间呈同步增强/晚增强，强度等增强/低增强（图4-2-6 A~D），增强晚期呈早消退、低增强。两种病变囊内一般均呈无增强，如输卵管妊娠组织物存在活性，可见少量造影剂灌注，需要结合妊娠实验室检查与输卵管恶性病变进行鉴别。

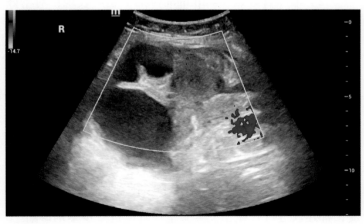

普通超声：病灶呈囊实性混合性，囊壁厚薄不均，可见不全分隔，内可见不规则低回声区，与周围组织分界不清，彩超显示囊壁及内部未见明显血流信号

图4-2-1　输卵管炎性病变普通超声表现

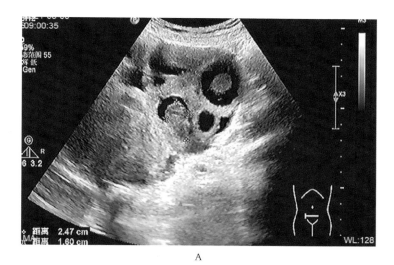

A

A. 灰阶超声：病灶呈多房囊性，囊壁厚薄不均，囊内多发分隔回声，
囊内见多个低回声乳头状突起，较大约25mm×16mm

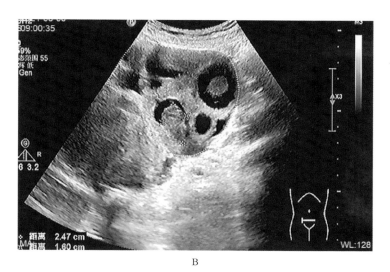

B

B. 白色虚线内为灰阶超声显示的整体病灶范围

图4-2-2 输卵管炎性病变普通超声表现

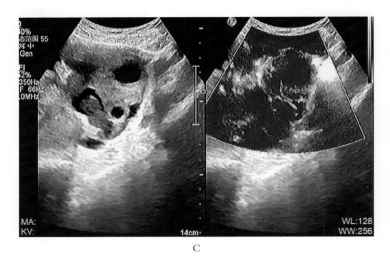

C

C. 彩色多普勒超声：囊壁及分隔可见较丰富血流信号

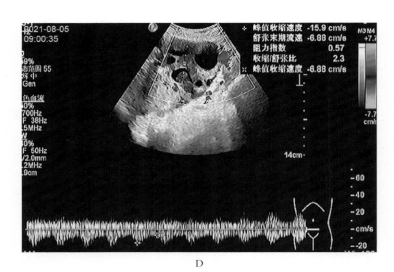

D

D. 频谱多普勒超声：囊内实性部分探及中等阻力动脉频谱

图4-2-2　输卵管炎性病变普通超声表现（续）

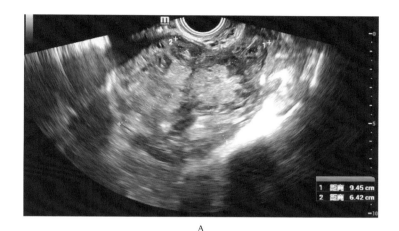

A

A. 灰阶超声：病灶与右侧卵巢分界不清，呈囊实混合性（实性为主），
内可见斑片状低回声，边界欠清晰

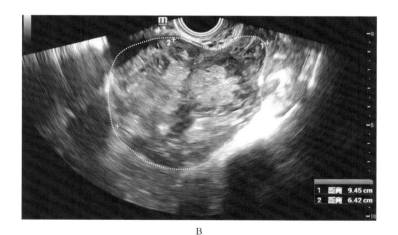

B

B. 白色虚线内为灰阶超声显示的病灶范围

图4-2-3　输卵管妊娠普通超声表现

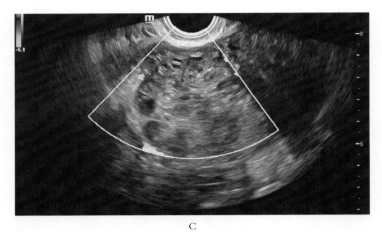

C

C. 彩色多普勒超声：病灶内部可见点条状血流信号

图4-2-3　输卵管妊娠普通超声表现（续）

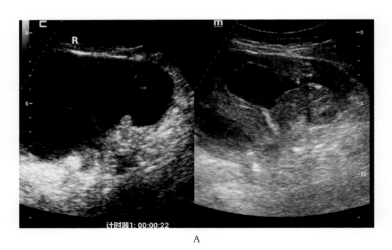

A

A. 静脉造影：增强早期可见囊壁呈低增强、晚增强，囊内片状低回声区及完
全分隔均未见造影剂灌注

图4-2-4　输卵管炎性病变超声造影表现

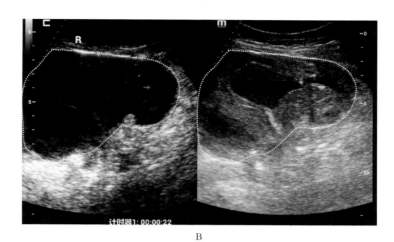

B

B. 白色虚线为超声造影的病灶范围

图4-2-4 输卵管炎性病变超声造影表现（续）

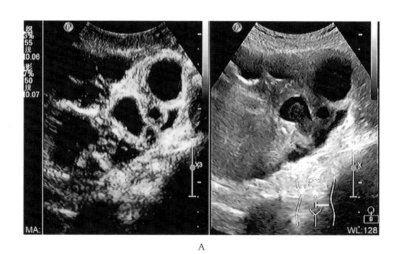

A

A. 超声造影：增强早期可见囊壁呈早增强、高增强，囊内突起未见明显增强；增强晚期同步消退，呈等增强，囊内突起始终未见造影剂灌注

图4-2-5 输卵管炎性病变超声造影表现

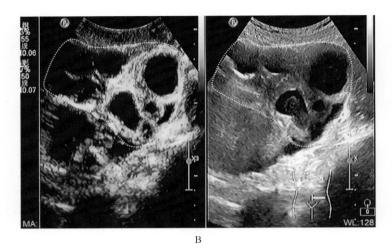

B

B. 白色虚线内为超声造影下显示的病灶范围

图 4-2-5 输卵管炎性病变超声造影表现（续）

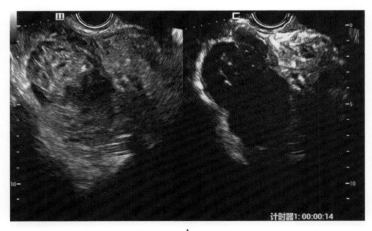

A

A. 超声造影：增强早期（14s）可见囊壁增强，晚于子宫肌层，呈等增强，
内部低回声区均未见明显造影剂灌注

图 4-2-6 输卵管妊娠超声造影表现

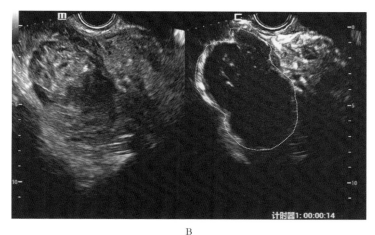

B

B. 白色虚线内为增强早期（14s）显示的病灶范围

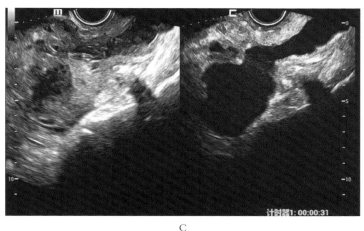

C

C. 超声造影：达峰时期（31s），囊内可见少量妊娠组织物有造影剂灌注，其余积血部分始终未见造影剂灌注，可见弯曲肠管状输卵管轮廓，囊壁厚薄不均匀，呈不均匀等增强

图4-2-6　输卵管妊娠超声造影表现（续）

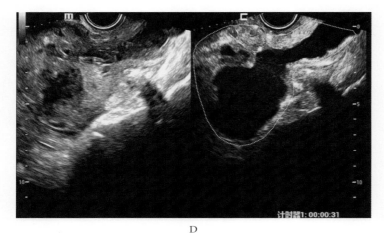

D

D. 白色虚线内达峰时期（31s）显示的病灶范围

图 4-2-6　输卵管妊娠超声造影表现（续）

原发性输卵管癌

原发性输卵管癌（primary fallopian tube carcinoma，PFTC）是女性生殖系统的一种恶性肿瘤，较为罕见，发病率约为 0.5%。约60%发生于绝经后的女性。目前有观点认为盆腔大部分浆液性癌并非直接来源于卵巢组织，而是来源于输卵管组织，可能的病理生理是输卵管上皮内癌形成后脱落种植于卵巢表面形成，因而原发性输卵管癌的发病率是被低估的。

1. 普通超声表现　超声表现为囊实性/实性为主，类似卵巢恶性肿瘤。其具有特征性的表现为：形态多为长条状或不规则形，囊性成分多位于周边，而非内部，部分病例也可表现为输卵管积液内的乳头状突起（图4-2-7 A～C）。病灶与周围组织粘连，分界不清，甚至可见组织浸润（图4-2-8 A～B）。部分病例盆壁可见种植灶，可合并中-大量腹水。需仔细扫查，寻找同侧卵巢予以定位诊断，如能探及同侧正常卵巢，可增强诊断信心。

彩色多普勒超声：在囊壁及实性成分内可见点条状血流信号，可探及动脉血流频谱（图4-2-7 D～E、图4-2-8 C～D）。

2.超声造影表现（静脉超声造影） 与肌层做对照，可见不均匀高增强或等增强，比肌层增强早或同步增强，消退较肌层早，呈不均匀低增强。浸润部分也可见早增强、高增强（图4-2-9 A～D、图4-2-10 A～F）。

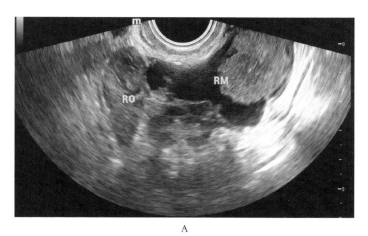

A

A.灰阶超声：右侧附件区病灶呈囊实混合性，囊壁厚薄不均，可见多发分隔，囊内见类椭圆形实性突起；同侧卵巢（RO）可见，与肿块有分界

图4-2-7 原发性输卵管癌普通超声表现

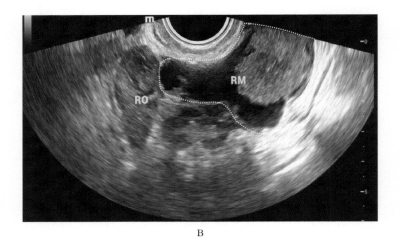

B

B. 白色虚线内为灰阶超声显示的病灶范围

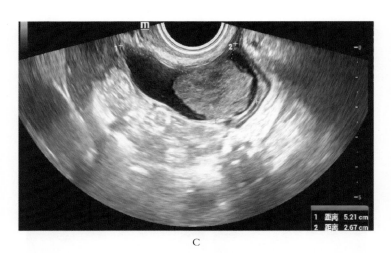

C

C. 灰阶超声：病灶测量，大小约52mm×27mm

图 4-2-7　原发性输卵管癌普通超声表现（续）

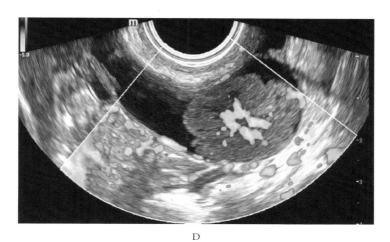

D

D. 彩色多普勒：囊壁及实性突起内见短条状血流信号

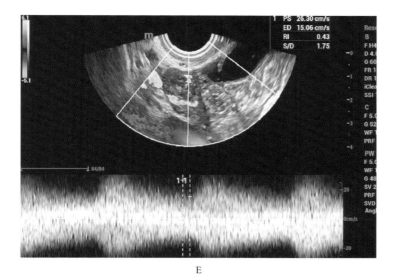

E

E. 频谱多普勒：可探及低阻力动脉频谱

图 4-2-7　原发性输卵管癌普通超声表现（续）

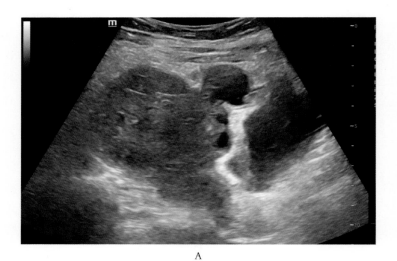

A

A. 灰阶超声：病灶呈囊实混合性，实性为主，呈不均匀低回声，
与周边组织（膀胱壁）分界不清，与周围组织粘连

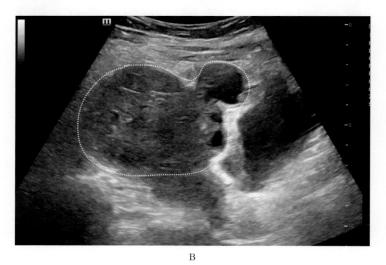

B

B. 白色虚线内为灰阶超声显示的病灶范围

图4-2-8 原发性输卵管癌累及膀胱的普通超声表现

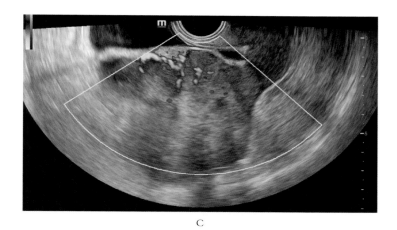

C

C. 彩色多普勒超声：实性成分内见迂曲丰富血流信号，
周围膀胱壁血流信号丰富

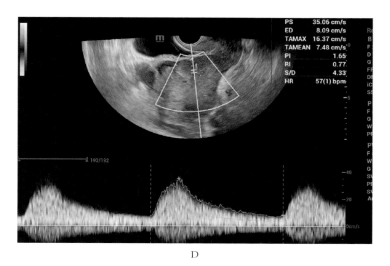

D

D. 频谱多普勒超声：可探及中高阻力动脉频谱

图 4-2-8　原发性输卵管癌累及膀胱的普通超声表现（续）

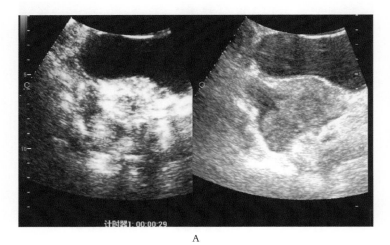

A

A.超声造影:增强早期(29s)囊壁及突起,晚于子宫肌层,逐渐呈等增强

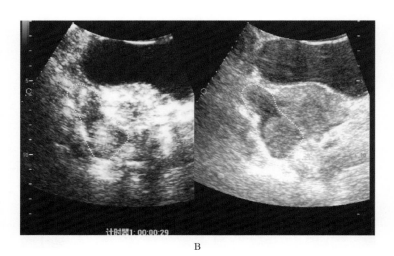

B

B.白色虚线内为增强早期(29s)显示的病灶范围

图4-2-9　原发性输卵管癌超声造影表现

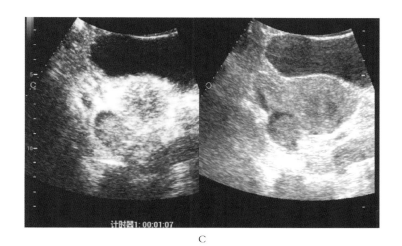

C

C.超声造影：增强晚期（67s）造影剂早消退，呈低增强；病变内无回声区
始终未见造影剂灌注

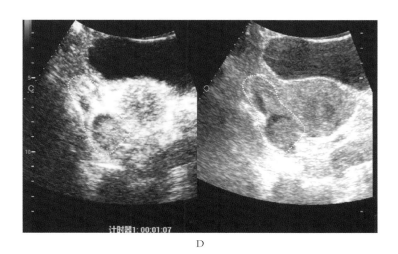

D

D.白色虚线内为增强晚期（67s）显示的病灶范围

图4-2-9　原发性输卵管癌超声造影表现（续）

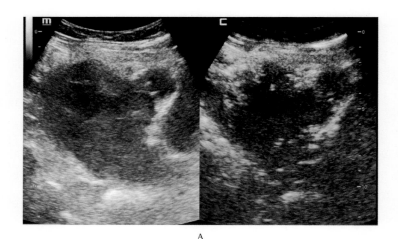

A

A. 超声造影：开始增强时期（18s），肿块周边实性成分开始增强，
早于子宫肌层，肿块与膀胱壁分界不清

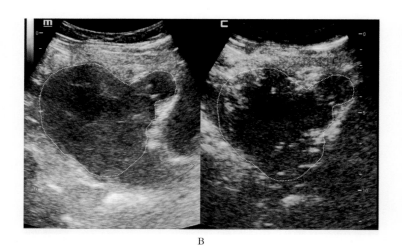

B

B. 白色虚线内为开始增强时期（18s）的病灶范围，红色虚线内为子宫

图4-2-10　原发性输卵管癌（累及膀胱）超声造影表现

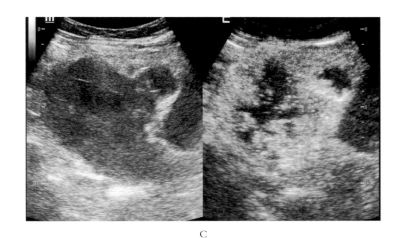

C

C. 超声造影：达峰时期（35s）病灶内大部分区域呈高增强，
部分见不规则无增强区

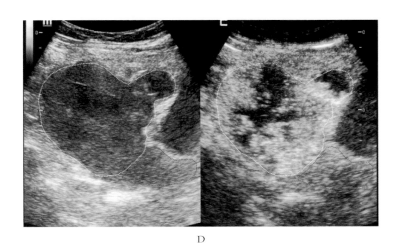

D

D. 白色虚线内为达峰时期（35s）的病灶范围，红色虚线内为子宫

图4-2-10　原发性输卵管癌（累及膀胱）超声造影表现（续）

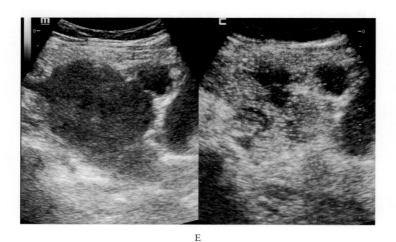

E

E. 超声造影：增强晚期（35s）病灶内呈不均匀低增强

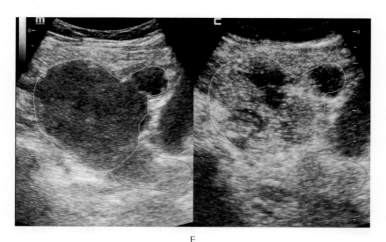

F

F. 白色虚线内为增强晚期（65s）的病灶范围，红色虚线内为子宫

图4-2-10　原发性输卵管癌（累及膀胱）超声造影表现（续）

三、检查体会

输卵管肿瘤性病变发病率较低，诊断和鉴别诊断存在一定困难，需注意以下几点：

1.输卵管病变的定位诊断是检查的第一步，需要全面扫查寻找两侧卵巢，判断卵巢与病变的关系，以及病变与肌层的关系等。

2.检查时需要寻找输卵管特征性的超声征象，如长条状、弯曲肠管状，囊壁厚薄不均，囊内不全分隔等。

3.最常见的输卵管病变是炎性病变和妊娠相关病变，因此还需要了解临床症状、炎性指标、妊娠相关实验室检查和肿瘤指标物等信息。

4.原发性输卵管癌超声表现不一，随着疾病由轻至重的进展，临床及超声表现为：①无附件包块，仅伴有阴道流液，盆腔积液；②不规则无回声区内见乳头状结构、管状囊实性或实性肿物等，实性区内可见丰富或较丰富血流信号；③不规则实性肿物，并伴大网膜增厚和盆腹腔积液，此时易误诊为卵巢肿瘤。

5.绝经期合并阴道流血流液、肿瘤位于输卵管内或输卵管黏膜上皮有乳头状凸起、肿块与正常子宫和卵巢存在分界，都是需要考虑输卵管来源肿瘤的要素。

6.输卵管静脉造影在输卵管疾病诊断中具有重要作用。内部类实性成分是否有造影剂灌注及造影剂灌注特点是鉴

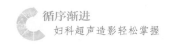

别肿瘤与炎性沉积物、肿瘤良恶性的重点。此外，部分病灶造影后可显示整个病灶的形态（长条形、腊肠形）和内部特征（不全分隔），是定位输卵管来源病变的要点。

（张曼）

第五章

子宫输卵管超声造影

一、概述

不孕症是指一对配偶在未采取避孕措施的情况下至少12个月不能自然受孕的情况，其中输卵管疾病是导致不孕症的常见病因，占30%~35%。此类疾病往往继发于盆腹腔手术后、盆腔炎或子宫内膜异位症，发病率为14%~34%。因此，对于有生育需求的女性，快速、安全、准确地评估输卵管通畅情况和子宫附件的病变是十分必要的。

目前临床用于评估输卵管通畅性的检查主要包括子宫输卵管超声造影（hysterosalpingo-contrast sonography，HyCoSy）、X射线子宫输卵管造影术（X-ray hysterosalpingography，XR-HSG）、磁共振子宫输卵管造影术（MR hysterosalpingography，MR-HSG）以及腹腔镜染色通液术。子宫输卵管超声造影是指在超声监视下经宫腔置管注入造影剂的方法，可用于评估输卵管的通畅性，而且具有可同时观察子宫、卵巢及盆腔情况的"一站式检查"优势。

一直以来HSG是临床首选的评估输卵管疾病的诊断方法，研究显示相较于金标准腹腔镜通液术，HSG在诊断输卵管通畅方面的敏感性和特异性分别为65%~94%和85%~92%。然而随着HyCoSy技术的发展，HSG的地位已经逐渐被前者取代。近年来MR-HSG在女性不孕症的检查中也显示出一定的潜力，不过一项在2020年发表的系统评价和荟萃分析结果指出，HyCoSy与MR-HSG相比具有更高的特异性（94% vs. 82%）。2022年由中山大学附属第三医院发表的最新一篇荟萃分析研究结果表明，以腹腔镜染色通液术为金标准，HyCoSy对不孕症女性输卵管通畅性评估的诊断敏感性高达93%，特异性为90%，ROC曲线下面积达96%，进一步证实了该方法具有很高的诊断价值。总体而言，相较于其他方法，HyCoSy具有诊断准确性高、无辐射、操作简单、病人接受度好、能够同时评估子宫内膜及卵巢病变的能力，以及不良反应少的优势。

目前，HyCoSy的地位已经得到了医学界的广泛认可，包括中国生殖医学专家共识、英国国家临床优化研究院（National Institute for Clinical Excellence，NICE）和美国放射协会（American College of Radiology，ACR）均推荐其作为不孕症患者评估的一线检查手段。截至2018年年底，国内约有243 000名患者接受了HyCoSy检查，其安全性也得到了广泛的认可。

二、检查前准备

1. **患者准备** HyCoSy检查前，患者应常规进行白带及性病血液学检验以排除活动性盆腔炎症。检查时间安排在月经干净后3～7天内，需要检测血/尿 β-HCG排除妊娠状态。患者应签署知情同意书。对于既往有心脏病、高血压、出血性疾患及药物过敏等特殊病史的患者，检查医生应特别关注。

2.造影剂的制备　目前临床一般使用注射用六氟化硫微泡作为造影剂进行HyCoSy检查。推荐稀释液的配制方式为将2ml注射用六氟化硫微泡混悬液稀释于18ml的生理盐水中。造影剂稀释液推注速度可根据输卵管显影情况和患者耐受程度随时调整。

3.宫腔插管　插管人员应具备相应的临床操作执业资质。局部消毒后插入8~12号双腔管或COOK管至宫腔下段，并在水囊内注入适宜容量的生理盐水。水囊大小可根据宫腔大小及患者的耐受程度适当调整，COOK管推荐水囊容积不超过1.5ml，12号双腔管不超过3ml。可适当给予患者解痉或镇痛类药物。

4.患者体位　患者仰卧于检查床上，屈膝屈髋，双腿外展，必要时可垫高臀部或取侧卧位。

三、检查流程

检查流程参见第一章第一节。

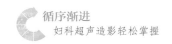

四、子宫输卵管超声造影表现

输卵管通畅

1.造影模式下依次显示子宫宫腔，双侧宫角，输卵管的近段、中段及远段；输卵管伞端可见造影剂溢出（参见第二章）。

2.盆腔扫查卵巢周围可见造影剂形成的强回声带包绕，子宫直肠窝及肠间隙可见均匀弥散分布的点状强回声造影剂聚集。

3.3D/4D超声造影显示：与双侧宫角相延续的弯曲管状的输卵管结构，其走行自然、柔和、光滑。

4.推注造影剂时感觉无阻力，停止推注后注射器内无明显反流。患者一般无腹痛等不适情况。

输卵管堵塞

1.造影模式下子宫宫腔显影，堵塞侧的输卵管不显影，根据堵塞部分可分为近段不显影、远段不显影或伞端未见造影剂溢出。如合并输卵管积水可表现为局部增粗、膨大，内见造影剂局限性聚集；堵塞近端偶可见造影剂呈团状聚集（图5-0-1 A～B、图5-0-2 A～B、图5-0-3 A～C）。

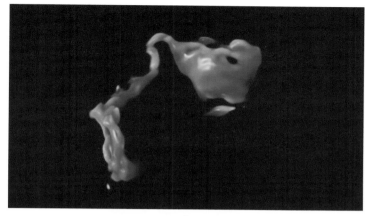

A

A. 4D子宫输卵管超声造影：右侧输卵管通畅，走行迂曲，左侧输卵管全程
未见明显显影，怀疑左侧输卵管近端堵塞（iLive模式）

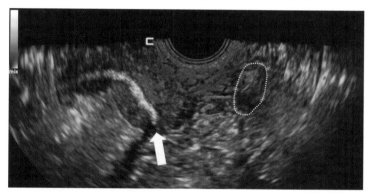

B

B. 2D超声造影：宫腔内可见造影剂，左侧输卵管近端（峡部）未见造影剂
填充（白色箭头），左侧卵巢周围未见强回声造影剂包绕（白色虚线）

图5-0-1　左侧输卵管近端堵塞病例

　　该患者行腹腔镜下双侧输卵管染色通液术，术中见左侧输卵管峡部明显
变细，右侧输卵管稍迂曲，双侧卵巢外观无异常。向宫腔内注入美蓝稀释液
后可见右侧输卵管伞端染料溢出，左侧输卵管未及膨大，伞端无染料溢出。
最终诊断为：左侧输卵管近端堵塞

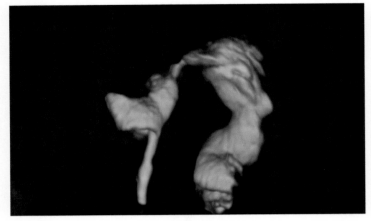

A

A. 4D子宫输卵管超声造影：右侧输卵管未显影，左侧输卵管近端显影，远段膨大、增粗，内见造影剂局限性聚集

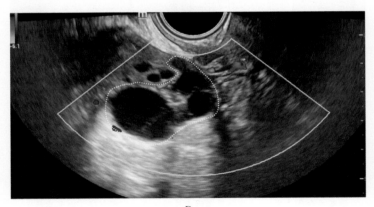

B

B. 2D超声造影：左侧附件区见弯曲管状无回声区（白色虚线），管壁厚，内见不全分隔，彩超显示管壁上可见点状、条状血流信号

图5-0-2　左侧输卵管堵塞并积水病例

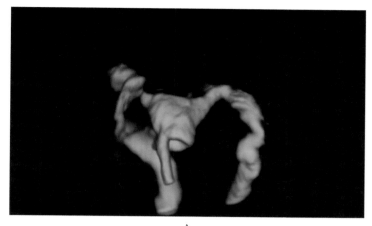

A

A. 4D子宫输卵管超声造影：双侧输卵管近端显影，远段膨大、增粗，内见
造影剂局限性聚集，伞端未见造影剂溢出

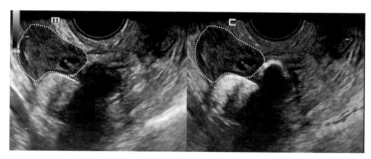

B

B. 2D超声造影：双幅模式显示右侧卵巢（白色虚线）旁可见迂曲扩张的输
卵管结构，内见造影剂填充，后方可见因大量造影剂积聚导致的声影

图5-0-3 双侧输卵管堵塞并积水病例

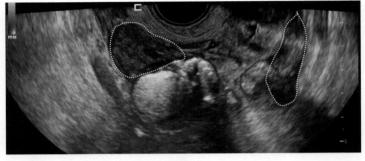

C. 2D超声造影：显示双侧卵巢（白色虚线）及旁边充满造影剂的双侧输卵管

图 5-0-3　双侧输卵管堵塞并积水病例（续）

　　该患者接受了腹腔镜染色通液术＋盆腔黏连松解术，术中可见双侧卵巢及输卵管广泛带状粘连，双侧输卵管呈腊肠样增粗，走行迂曲，伞端不可见。向宫腔内注入美蓝稀释液，双侧输卵管伞端均未见染料溢出。最终诊断为：双侧输卵管堵塞并积水

　　2. 盆腔扫查堵塞同侧的卵巢周围未见强回声带包绕，盆腔未见造影剂弥散。需要注意的是，如果患者存在单侧输卵管通畅，盆腔可见造影剂弥散。

　　3. 3D/4D超声造影显示：堵塞的输卵管不显影或部分显影；合并积水时可见输卵管增粗、膨大，呈结节状。

　　4. 推注造影剂时阻力较大，停止推注后稀释液几乎全部反流回注射器；患者往往出现堵塞侧腹部的明显疼痛。

输卵管通而不畅

1.造影模式下子宫宫腔、双侧宫角、输卵管全程依次显影，速度较为缓慢；输卵管伞端可见少量造影剂溢出（图5-0-4 A ~ C）。

2.盆腔扫查：通而不畅侧卵巢周围见半环状强回声带包绕，子宫直肠窝及肠间隙可见少量强回声造影剂弥散。

3.3D/4D超声造影显示：输卵管全程显影，局部管腔纤细或呈结节状，走行明显迂曲、盘旋、折叠或成角。

4.推注造影剂时有阻力，停止推注后注射器内见少量反流。患者可有腹痛等症状。

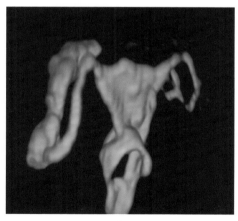

A

A. 4D子宫输卵管超声造影：双侧输卵管近端显影，走行自然，远段稍膨大、扭曲、上举，双侧输卵管伞端见造影剂缓慢溢出

图5-0-4 双侧输卵管通而不畅病例

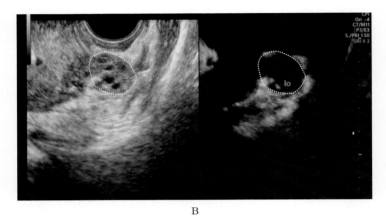

B

B. 2D超声造影：左侧卵巢周围见造影剂半环状包绕（白色虚线）

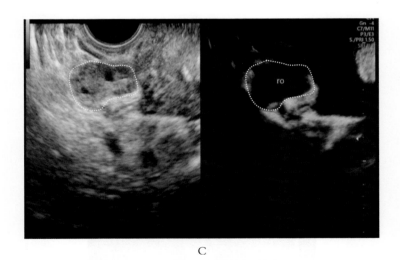

C

C. 2D超声造影：左侧卵巢周围见造影剂半环状包绕（白色虚线）

图5-0-4 双侧输卵管通而不畅病例（续）

　　该患者接受了腹腔镜下双侧输卵管染色通液术，术中见双侧输卵管无明显粘连，双侧卵巢均与盆腔侧壁粘连，外观无异常，盆腔见多发子宫内膜异位灶。向宫腔内注入美蓝稀释液后，双侧输卵管伞端均可见少量染料溢出

宫腔水成像

有条件的医疗机构可在开始HyCoSy检查前或检查后将导管回抽至宫颈内口，注入适量的生理盐水行宫腔水造影检查（参见第一章第三节）。该方法可用于观察子宫宫腔形态是否异常，如单角子宫、子宫纵隔、弓形子宫等，以及评估宫腔内是否有异常占位性病变，如内膜息肉、黏膜下肌瘤、憩室或粘连带。

五、并发症及处理

并发症及处理详见第一章。

六、检查体会

1.推荐使用3D/4D-HyCoSy模式进行诊断，2D-HyCoSy作为补充。由于输卵管的走行曲折、不规则，加上造影剂的注入导致的输卵管痉挛及摆动，因此很难在2D超声造影模式下显示出完整的整条输卵管，操作者往往需要快速移动探头以显示输卵管的不同部分，这对于医生的熟练度要求很高（图5-0-5 A～C）。容积成像技术的出现则显著降低了这种对于操作者的依赖性，3D-HyCoSy可以轻松地显示双侧输卵管内的造影剂显影。而在 4D 模式下可以实时显示造影剂进入宫腔，经由双侧宫角进入双侧输卵管，进而弥散至盆腔的动态过程。

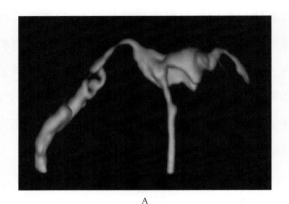

A

A. 4D 子宫输卵管超声造影：右侧输卵管近端显影，中段走行稍迂曲，伞端可见造影剂溢出，左侧输卵管切除术后残端可见

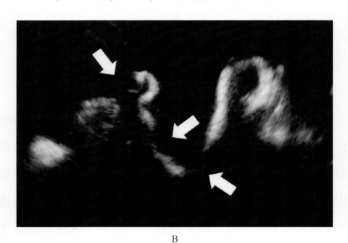

B

B. 2D 超声造影：右侧输卵管中段走行迂曲，管腔间断显示（白色箭头）

图 5-0-5　右侧输卵管通畅合并左侧输卵管切除术后残端可见

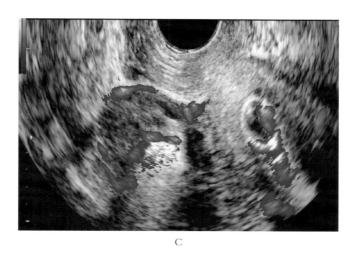

C

C. 2D超声造影：右侧卵巢周围见造影剂环状包绕

图5-0-5　右侧输卵管通畅合并左侧输卵管切除术后残端可见（续）

2.二次造影可增加造影诊断准确性。当出现子宫输卵管造影剂逆流、图像移动造成假阳性结果或对诊断结果有疑惑时，可等待15～20min后行二次造影成像。子宫输卵管造影逆流是指在宫腔内注入造影剂后，造影剂经异常途径进入子宫、输卵管肌层及周围的血管、盆腔淋巴管，再回流至循环系统的情况。超声造影的表现为在宫腔及/或输卵管周围出现云雾状、蚯蚓状、网格状等异常增强区域，其发生概率约7%。导致逆流出现的危险因素包括：宫腔手术史、造影检查时间位于月经后期、水囊过大、推注速度尤其是起始速度过快等。当出现造影剂静脉逆流时，可根据双侧输卵管显影情况及患者的耐受程度决定继续造影或休息20min后行二次造影（图5-0-6 A～B）。

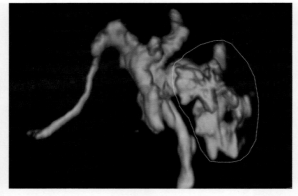

A

A. 第一次4D子宫输卵管超声造影：宫腔显影，右侧输卵管显影，走行自然；在检查过程中出现了局部肌层大量造影剂静脉逆流（白色虚线内），导致左侧输卵管无法显示，且患者伴有明显的腹痛，遂停止注药，嘱患者休息20min后行二次造影

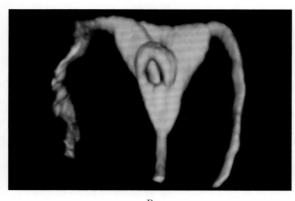

B

B. 第二次4D子宫输卵管超声造影：宫腔显影，双侧输卵管显影，走行自然，未见静脉逆流

图5-0-6 子宫肌层造影剂静脉逆流

（曲恩泽）

第六章

尿道周围病变超声造影

女性尿道周围疾病是一种罕见的下尿路病变，包括囊性病变（尿道憩室、加特纳囊肿、前庭大腺囊肿、尿道旁腺囊肿等）和实性病变（尿道肉阜、平滑肌瘤、尿道纤维瘤、尿道炎性病变等良性病变和尿道癌等恶性病变），是引起女性下尿路症状，如尿急、尿频、尿痛等的常见病因之一。经会阴超声已被证实在尿道周围病变中具有提高检出率和辅助诊断的重要作用，但对于实性病变的鉴别仍存在困难，需要进一步了解病灶的造影灌注特点及与周围组织的关系来明确诊断。

第一节
尿道肉阜

一、概述

尿道肉阜（urethral caruncle，UC）是尿道口或尿道远段常见的良性病变，多见于中老年妇女，形成机制不明，多认为是尿道末段黏膜（通常是尿道口后壁）脱垂，特别是绝经后雌激素的缺乏导致尿路上皮萎缩，尿道黏膜暴露，易出现慢性炎症，导致增生、出血、坏死或继发感染等，组织学显示病灶多由腺体、间质以及病灶中心的血管

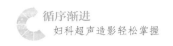

和纤维结缔组织组成。

二、超声表现和超声造影表现

1. 普通超声表现　尿道外口及中远段可见不规则高回声团（图6-1-1 A～B），大部分病灶边界清楚，边缘规整，内部回声均匀或不均匀，可合并坏死囊变，与尿道前后壁分界尚清，部分病灶可见尿道前后壁分离，嘱患者做瓦尔萨尔瓦动作（Valsalva动作）时，病灶可随尿道旋转移动，利于观察病灶与尿道壁、阴道前壁的位置和分界。

彩色多普勒超声：常表现为较丰富血流信号，因为病灶中央的血管存在，血流信号可呈以中央供血为主的条状或树枝状分布，部分病灶可见蒂部血管，并可通过追踪蒂部血管根部位置判断肉阜附着的位置。频谱多以动脉血流信号为主，可探及中等或低阻力动脉频谱（图6-1-1 C～D）。如病灶合并坏死囊变或病灶较小（长径＜1cm），血流信号不典型，表现为点状或无血流信号。

2. 超声造影表现（静脉超声造影）　由于病灶血供丰富且以动脉供血为主，以尿道壁作为参照，病灶增强早期呈高增强，早于尿道壁，可见蒂部先增强，树枝状延伸至病灶内部，逐渐呈等增强；合并坏死囊变时，呈不均匀增

— 292 —

强（图6-1-2 A～B）。增强晚期呈均匀/不均匀低增强，早于尿道壁消退（图6-1-2 C～D）。

三、检查体会

尿道肉阜组织质地较软，文献显示多分布于尿道远端，部分病灶与尿道前后壁分界较难辨认，因此检查时应注意以下几点：

1.采取经会阴检查，尽量选用分辨率高的高频探头检查，仔细辨认尿道结构，必要时可嘱患者做Valsalva动作辅助判断病灶与尿道壁、阴道前壁的相对位置关系。

2.将探头轻轻放置于会阴部并涂上足量无菌耦合剂，避免挤压造成组织变形，降低检出率。同时，挤压也可能影响病灶内部血流显示。

3.造影能提供更确切的病灶灌注模式、病灶范围、病灶蒂部位置及与周边组织的分界等多种信息，有利于临床的诊疗。

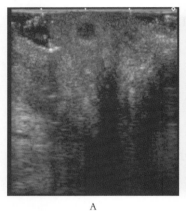

A

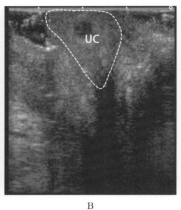

B

A.经会阴高频超声：近尿道外口处等
回声团，边界欠清，内可见不规则低
回声区

B.白色虚线为病灶范围

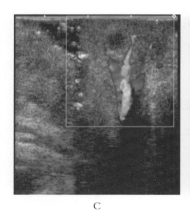

C

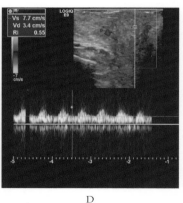

D

C.彩色多普勒超声：可见树枝状供
血，血供来自尿道上段

D.频谱多普勒超声：以动脉血流信号
为主，可探及中等阻力动脉频谱

图6-1-1　尿道肉阜普通超声表现

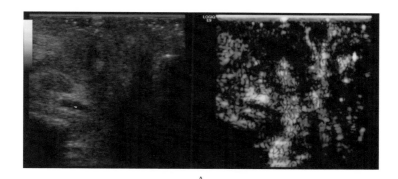

A

A. 超声造影：增强早期可见蒂部早于尿道壁增强，蒂部起始位于尿道中上
段，呈树枝状延伸至病灶内部，病灶逐渐呈不均匀等增强

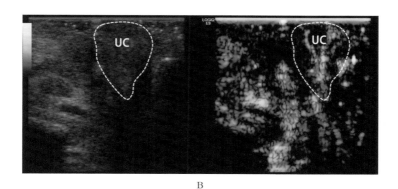

B

B. 白色虚线部分代表增强早期病灶范围

图 6-1-2　尿道肉阜超声造影表现

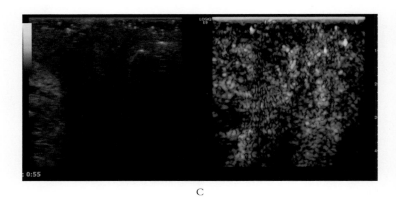

C

C.超声造影：增强晚期呈不均匀低增强，早于尿道壁消退，边界不清

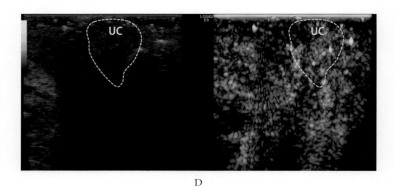

D

D.白色虚线部分代表增强晚期病灶范围

图6-1-2　尿道肉阜超声造影表现（续）

第二节
尿道平滑肌瘤

一、概述

尿道平滑肌瘤（urethra leiomyoma，UL）是一种起源于尿道平滑肌的罕见的良性肿瘤，占尿道或尿道周围肿物的4%～5%，常见于30～40岁女性患者。组织学上，与子宫平滑肌瘤相似，被认为具有激素依赖性，因此，怀孕期间尿道平滑肌瘤会增大。但也有绝经后女性患尿道平滑肌瘤的报道，可能因为平滑肌瘤的生长与微血管密度增加和内皮增殖有关。临床表现为无症状肿块或有多种症状，如排尿困难、性交痛、尿道出血和疼痛。尿道平滑肌瘤通常累及近段尿道，但也可累及远段尿道，或表现为尿道外口肿物。

二、超声表现和超声造影表现

1. 普通超声表现　尿道及尿道外口可见类圆形低/等回声团（图6-2-1 A～D），大部分病灶边界清楚，边缘规则，内部回声均匀，部分可见典型的漩涡状结构。与尿道前后壁分界清，嘱患者做Valsalva动作时，可随尿道旋转

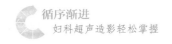
移动。

彩色多普勒超声：表现为点条状血流信号，多分布于病灶周围，典型病灶可见环状或半环状血流信号（图6-2-1 E）。部分病灶可见蒂部血管，并可通过追踪蒂部血管根部位置判断肌瘤附着的位置。频谱多以动脉血流信号为主，可探及中等或高阻力动脉频谱（图6-2-1 F）。

盆底超声轴平面：可见尿道括约肌扩张，回声连续，内可见低回声团。

2. 超声造影表现（静脉超声造影）　与子宫肌瘤灌注类似，病灶自外向内逐渐灌注。在增强早期，病灶周边呈环状或半环状高/等增强，内部呈低增强或等增强（图6-2-2 A～D），合并坏死囊变时，呈不均匀低增强。增强晚期呈均匀/不均匀低增强，早于尿道壁消退（图6-2-2 E～F）。

三、检查体会

尿道肌瘤质韧，多呈类圆形，且由平滑肌与纤维组织相间分布，多呈低回声，典型时可见漩涡状结构。多分布于尿道近段，与尿道前后壁分界，比尿道肉阜易辨认，检查时应注意：

1.采取经会阴检查，尽量选用高频探头检查，提高分辨率，主要是辨别肿物与尿道前后壁的分界与活动性，与恶性病灶鉴别。

2.病灶的血供特点是鉴别的要点，需优化血流参数，使血供特点显示清楚。

3.造影能更确切地显示灌注模式，有助于鉴别尿道病变的类型，但对于病灶较小，灌注特点不典型时，需结合临床症状、查体、实验室检查等多种结果进行诊断和鉴别诊断。

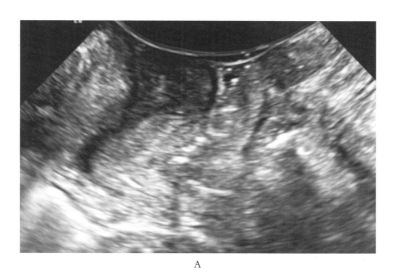

A

A.经会阴低频超声：尿道远段低回声团，边界清，边缘规则，可见漩涡状结构

图6-2-1 尿道平滑肌瘤普通超声表现

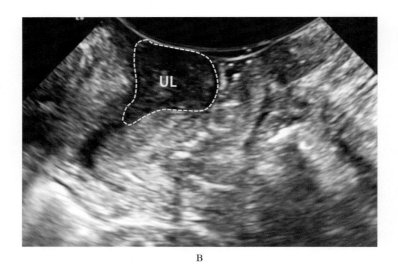

B

B. 白色虚线部分代表病灶范围

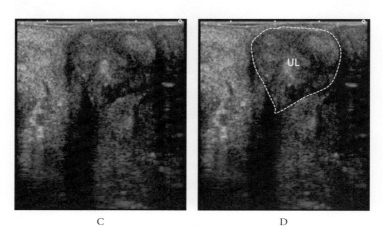

C   D

C. 经会阴高频超声：可以更清晰显
示尿道远端类圆形低回声团，内部回
声不均匀

D. 白色虚线部分代表病灶范围

图 6-2-1   尿道平滑肌瘤普通超声表现（续）

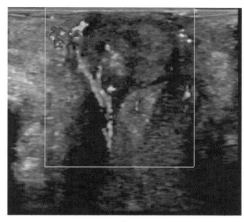

E

E. 彩色多普勒超声：可见周边半环状血流信号，供血动脉来自尿道上段

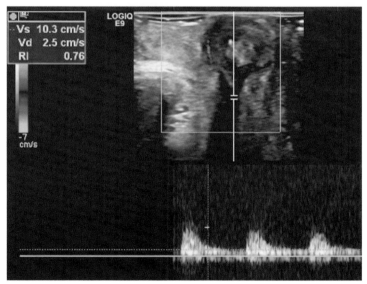

F

F. 频谱多普勒超声：以动脉血流信号为主，可探及中等阻力动脉频谱

图 6-2-1　尿道平滑肌瘤普通超声表现（续）

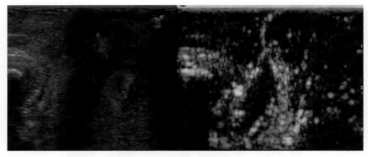

A

A. 超声造影：增强早期，供血动脉首先开始增强，病灶周边呈半环状高增强

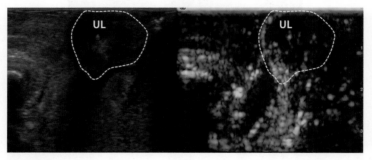

B

B. 白色虚线部分代表病灶范围

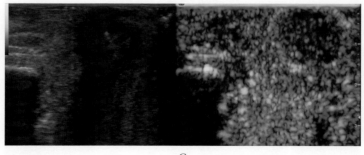

C

C. 超声造影：达峰时期，病灶周边呈环状高增强，由外向内逐步灌注呈稍低
增强，增强早于周边组织

图6-2-2　尿道平滑肌瘤超声造影表现

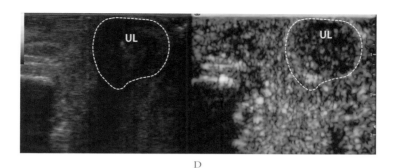

D

D. 白色虚线部分代表病灶范围

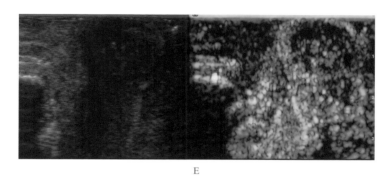

E

E. 超声造影：增强晚期，病灶呈均匀/不均匀低增强，消退早于周边组织

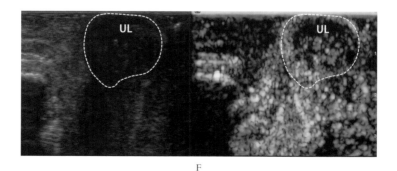

F

F. 白色虚线部分代表病灶范围

图6-2-2　尿道平滑肌瘤超声造影表现（续）

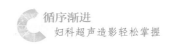

第三节
尿道恶性肿瘤

一、概述

尿道癌是一种罕见的肿瘤，约占所有女性癌症的
0.02%，65岁或以上的妇女发病率最高。女性尿道癌中，
鳞癌是最常见的组织学亚型（123/262，46.9%），腺癌次之
（101/262，38.5%）。该疾病预后差，生物学侵袭性强，导
致局部和远处的转移扩散，常通过淋巴系统扩散，90%以
上的患者在确诊时有转移，因此腹股沟区淋巴结评估非常
重要。临床表现主要为反复的尿路感染症状、性交困难、
梗阻性排尿、血尿等。核磁共振对90%的尿道癌评估是准
确的，经会阴超声在尿道恶性肿瘤的诊断中的主要作用是
早期筛查。

二、超声表现和超声造影表现

1.普通超声表现　尿道中下段可见类圆形或不规则
形的低回声团（图6-3-1 A），病灶边界部分清楚，部分
不清楚，边缘不规整，内部回声均匀，合并坏死时可见不
规则更低回声或无回声区。与尿道壁分界清，嘱患者做

Valsalva动作时可随尿道移动；合并尿道周围组织或阴道前壁等侵犯时，移动不明显。

彩色多普勒超声：表现为条状较丰富血流信号，分布于边缘或内部，可见多中心供血（图6-3-1 B~C）。

频谱多普勒超声多以动脉血流信号为主，可探及中等或高阻力动脉频谱。

三维超声断层成像显示：尿道扩张，尿道壁厚薄不均或显示不清，尿道壁连续性欠佳（图6-3-1 D）。

2. 超声造影表现（静脉超声造影）　与良性病变灌注不同，病灶无蒂部灌注特征，可见多中心自外向内灌注。增强早期，病灶多呈不均匀高增强（图6-3-2 A~D），合并坏死囊变时，可见不规则无/低增强。增强晚期呈不均匀低增强，早于尿道壁消退（图6-3-2 E~F）。

三、检查体会

女性尿道黏膜近端2/3处被移行上皮覆盖，远端1/3处被鳞状上皮覆盖。由柱状上皮或腺化生形成的尿道腺也存在于尿路黏膜中。因此，腺癌多发生于尿道中远端。尿道癌超声检查时应注意：

1.尿道癌早期症状无明显特异性，且病灶较小时腹部超声难以显示，临床容易误诊为尿道感染等疾病。推荐应用经会阴盆底超声检查，可以发现较小的尿道肿瘤性病

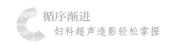

变，减少漏诊。恶性病变组织学表现主要为不规则的浸润性边界，因此，检查的重点为辨别肿物的边缘、边界，以及其与周围组织的分界和活动性。

2.尿道恶性病变血供特点主要为病灶内可见迂曲丰富的血流信号，有时可见多条供血动脉。

3.尿道恶性病变的超声造影表现与其他系统恶性病变类似。由于恶性病变存在肿瘤新生血管，血管密度较高，造影剂进入肿瘤内通路较多，可能会出现早灌注。另外，部分新生血管内皮细胞发育不良或被肿瘤侵蚀，导致动静脉瘘形成，造影剂也容易快速地进入及排出。因此，增强早期病灶多呈不均匀高增强，增强晚期呈早消退。

4.尿道腺癌多为尿道憩室癌变形成，因此应对尿道憩室进行仔细检查，若囊内透声性不佳或存在类似实性成分，应联合超声造影检查判断是否有造影剂灌注以辅助诊断。另外，腺癌也可起源于尿道外口的Skene腺（与前列腺癌相似），血清PSA升高等指标变化有助于诊断。

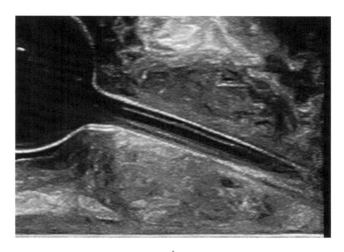

A

A. 经阴道双平面超声：尿道周围类圆形低回声团，边界欠清，边缘尚规则，
内部回声不均匀

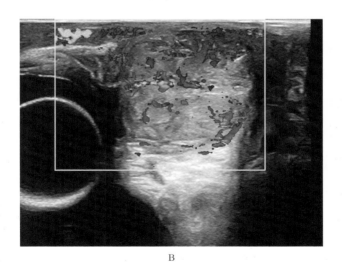

B

B. 彩色多普勒超声：可见迂曲丰富血流信号，血流分布杂乱，
可见多中心供血，未见明显蒂部血管

图6-3-1 尿道癌超声表现

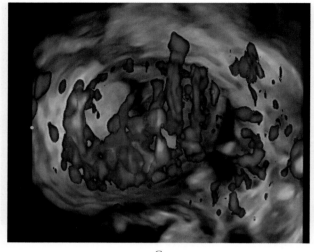

C

C. 三维彩色多普勒超声：病灶内部血管非常丰富，呈球状分布

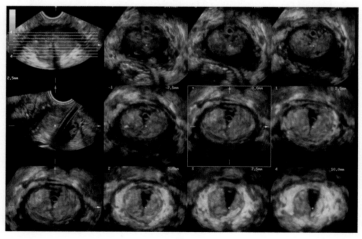

D

D. 三维超声断层成像：肿物呈环形包绕尿道生长

图6-3-1　尿道癌超声表现（续）

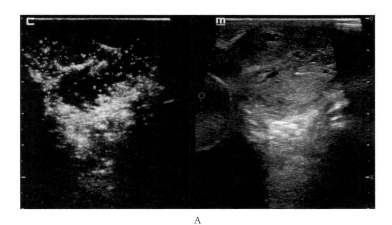

A

A. 超声造影：增强早期，病灶周边及内部呈不均匀高增强、早增强

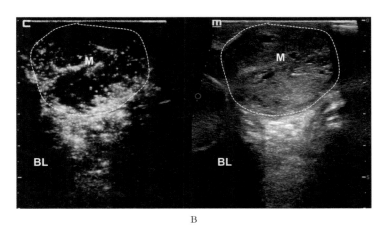

B

B. 白色虚线部分表示增强早期病灶范围

图 6-3-2　尿道癌超声造影表现

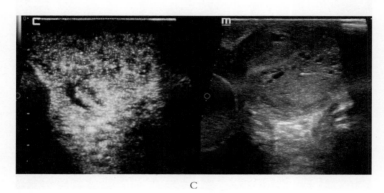

C

C.超声造影：达峰时期，病灶内造影剂逐渐充填，呈不均匀高增强

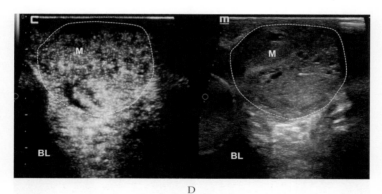

D

D. 白色虚线部分表示达峰时期病灶范围

图6-3-2 尿道癌超声造影表现（续）

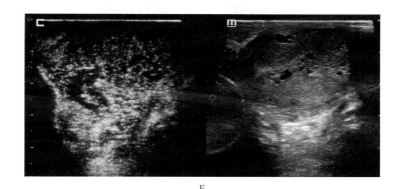

E

E. 超声造影：增强晚期呈不均匀低增强，消退早于周边组织

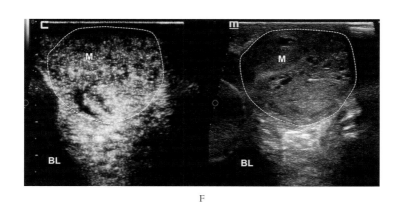

F

F. 白色虚线部分表示增强晚期病灶范围

图6-3-2 尿道癌超声造影表现（续）

（张曼）

第七章

妊娠相关病变超声造影

第一节
宫内组织物残留

一、概述

妊娠组织排出不全可导致宫内组织物残留，多见于早期妊娠药物流产或人工流产后、中期妊娠引产后及正常分娩后。临床表现为流产后或分娩后阴道出血淋漓不尽、尿妊娠试验或血HCG阳性，可伴有或不伴有腹痛。病程较久者，宫腔组织物机化脱落可能导致大出血，也可导致宫腔感染的风险增高。

二、超声表现和超声造影表现

1. 普通超声表现 子宫体积正常或增大，宫腔内回声不均匀，可见不规则的高回声或混合回声团，形态不规则（图7-1-1 A～B），若组织物残留时间较久，则病灶与正常肌层分界不清晰，可伴有无回声或弱回声的宫腔积血。

根据宫内残留组织有无活性和残留物大小不同，彩色多普勒超声表现不一。如为少许无活性组织，则病灶内不能探及血流信号；如病灶较大且具有组织活性时，可探及病灶内有丰富的血流信号（图7-1-1 C），记录到低阻力动

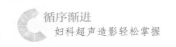

脉血流频谱（图7-1-1 D）。因绒毛组织具有侵蚀子宫肌层血管的生物学特性，如病灶侵犯至子宫肌层，可见子宫肌层内血管池或血管湖形成并与宫腔病灶相连，局部血流异常丰富，可探及高速低阻的滋养层血流频谱。

2. 超声造影表现（静脉超声造影）　宫内残留组织有活性时，病灶内增强早期见造影剂不均匀灌注，增强时间早于子宫肌层，呈高增强或等增强（图7-1-1 E~F）。增强晚期，病灶内呈持续高增强，晚于子宫肌层消退（图7-1-1 G~H）。宫内残留组织物无活性及宫腔积血块均表现为增强早期和晚期全程无造影剂灌注。如宫内组织物侵犯累及子宫肌层，在造影状态下能较清晰显示累及范围及边界。

三、检查体会

1. 宫腔组织物残留和积血块在二维超声下常常难以鉴别，特别是在无血流信号提示下，临床更难以判断组织有无活性，是否需要手术清宫等处理。

2. 超声造影可明确组织物有无活性，在造影状态下能精准判断病灶位置、评估累及范围、测量有活性组织的大小、判断是否累及肌层等，有利于临床正确处理。

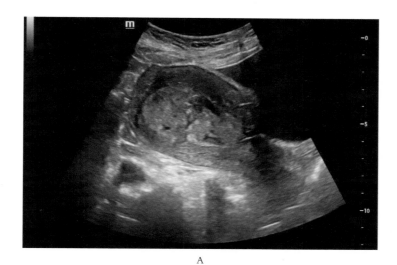

A

A. 灰阶超声：子宫增大，宫腔见异常高回声团块，与肌层界限较清晰

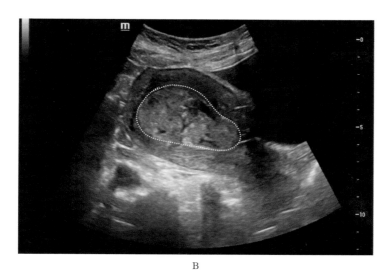

B

B. 白色虚线内为灰阶超声的病灶范围

图7-1-1 宫内组织物残留的普通超声表现及超声造影表现

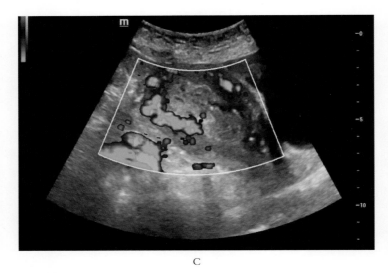

C

C. 彩色多普勒超声：宫腔团块周边基底部见丰富的半环状血流信号

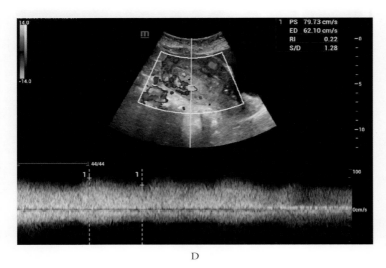

D

D. 频谱多普勒超声：宫腔团块周边基底部探及低阻动脉血流频谱

图7-1-1　宫内组织物残留的普通超声表现及超声造影表现（续）

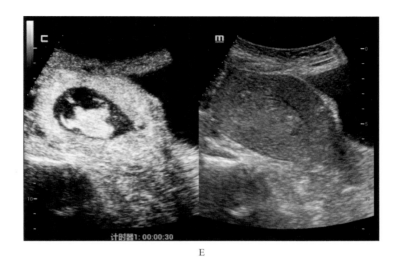

E

E. 超声造影：增强早期宫腔异常回声团内有活性组织呈不规则高增强，
周边见无增强区域

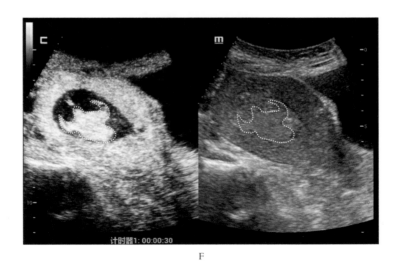

F

F. 白色虚线部分为增强早期有活性组织的病灶灌注范围

图7-1-1　宫内组织物残留的普通超声表现及超声造影表现（续）

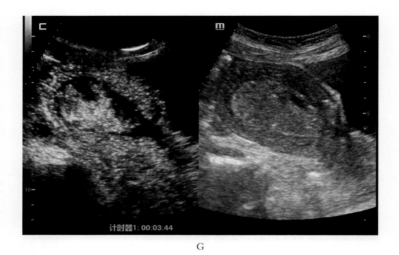

G

G. 超声造影：增强晚期病灶持续不均匀高增强，消退晚于子宫肌层

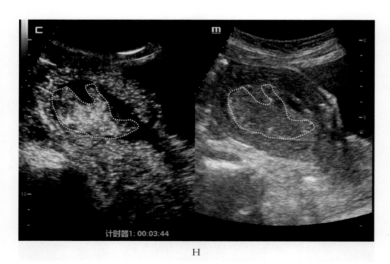

H

H. 白色虚线部分为增强晚期有活性组织的病灶灌注范围

图7-1-1　宫内组织物残留的普通超声表现及超声造影表现（续）

女，30岁，产后两个月伴有不规则子宫出血

第二节
瘢痕妊娠

一、概述

剖宫产瘢痕妊娠（cesarean scar pregnancy，CSP）是指受精卵着床种植在子宫剖宫产瘢痕处的一种少见异位妊娠。剖宫产瘢痕处的子宫肌层菲薄、瘢痕组织收缩力差，随着孕周的增加，常会出现子宫破裂、大出血等并发症，甚至危及生命。即使少数成功妊娠至孕晚期者，也多伴有胎盘植入及凶险性前置胎盘等严重并发症。

随着我国多胎政策的开放，剖宫产率居高不下，CSP的发病率也随之明显升高。鉴于CSP可能出现严重后果，对于既往有剖宫产史的女性，再次妊娠时应首先排除CSP的可能。

CSP的临床表现多样，部分患者无任何症状，仅在早孕期常规超声检查中发现；约30%患者伴有无痛性阴道出血症状。目前国内外的专家共识及指南均推荐将经阴道彩色多普勒超声作为诊断CSP的首选方法，但临床上CSP的超声表现是复杂多变的，有研究认为超声造影有助于CSP诊治，包括诊断、预测术中出血、评估疗效等。

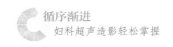
二、超声表现和超声造影表现

1.普通超声表现 2016年中华医学会妇产科学分会计划生育学组发布专家共识，可根据超声检查显示子宫前壁妊娠囊着床部位、生长方向以及妊娠囊与膀胱之间子宫肌层的厚度将CSP分为3种类型。

Ⅰ型CSP是指妊娠囊部分着床于子宫瘢痕处，部分或大部分位于宫腔内；妊娠囊明显变形、拉长、下端呈锐角；妊娠囊与膀胱间子宫肌层变薄，厚度＞3mm；彩色多普勒超声显示瘢痕处见滋养层血流信号。

Ⅱ型 CSP 超声表现与Ⅰ型CSP相似，但妊娠囊与膀胱间子宫肌层厚度≤3mm。

Ⅲ型 CSP是指妊娠囊完全着床于子宫瘢痕处肌层并向膀胱方向外凸；宫腔及子宫颈管内空虚；妊娠囊与膀胱之间子宫肌层明显变薄，甚至缺失，厚度≤3mm；彩色多普勒超声显示瘢痕处见滋养层血流信号。Ⅲ型中还有一种特殊的包块型CSP，其声像图的特点是子宫下段瘢痕处可见混合回声包块，包块向膀胱方向隆起；包块与膀胱间子宫肌层明显变薄，甚至缺失；彩色多普勒超声显示包块周边见较丰富的血流信号，可为低阻血流，少数也可仅见少许血流信号或无血流信号。包块型多见于CSP流产或者清宫治疗后。

2.超声造影表现 根据有无孕囊CSP的超声造影表现

不一：孕囊型表现为子宫下段瘢痕孕囊附着处率先灌注，呈"团块状"或"半环状"增强，随后孕囊整体呈"面包圈"样环状增强，内部未见增强。包块型表现为子宫下段瘢痕包块附着处呈"团块状"或"半环状"先增强，随后病灶周边呈不均匀性增强，病灶内部呈斑片状增强、团块增强或完全无增强（图7-2-1 A～B）。在造影剂消退期，肌层与病灶分界更为清晰，此时测量瘢痕厚度较普通超声更为准确。如普通超声瘢痕处肌层显示不清者，造影显示此处肌层与妊娠物同步早增强、高增强，有助于明确诊断，判断组织物是否植入、植入深度如何、是否达到甚至穿透浆膜层。

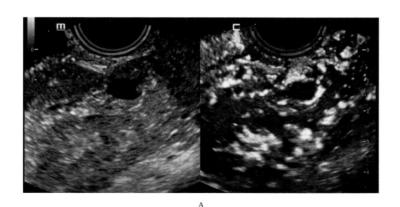

A

A. 超声造影：增强早期，子宫下段瘢痕孕囊附着处呈"面包圈"
样环状增强，内部未见增强

图7-2-1　瘢痕妊娠超声造影表现

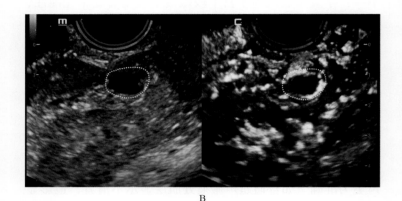

B

B. 白色虚线内为超声造影显示的病灶范围

图7-2-1　瘢痕妊娠超声造影表现（续）

三、检查体会

1.超声造影可清晰观察病灶与子宫肌层、浆膜层的关系，特别是当常规超声难以辨认瘢痕处病灶与肌层关系时，造影有助于显示两者关系。

2.部分严重病例累及子宫浆膜层甚至膀胱时，手术难度增大。超声造影显示局部血供异常丰富，尤其是与膀胱壁分界不清时，临床可能需要进行子宫动脉栓塞辅助治疗。准确的评估对于临床制订治疗方案非常关键。

第三节
妊娠滋养细胞疾病

一、概述

妊娠滋养细胞疾病（gestational trophoblastic disease，GTD），包括良性的葡萄胎及恶性滋养细胞疾病等。根据世界卫生组织2020年（第5版）女性生殖系统肿瘤病理学分类标准，GTD在组织学上可分为：①葡萄胎，包括完全性葡萄胎、部分性葡萄胎和侵蚀性葡萄胎/转移性葡萄胎。②妊娠滋养细胞肿瘤（gestational trophoblastic neoplasia，GTN），包括绒癌、胎盘部位滋养细胞肿瘤（placental site trophoblastic tumor，PSTT）、上皮样滋养细胞肿瘤（epithelioid trophoblastic tumor，ETT）和混合性滋养细胞肿瘤。③肿瘤样病变（tumor-like lesions），包括超常胎盘部位反应和胎盘部位结节/斑块。④异常（非葡萄胎）绒毛病变。

葡萄胎较常见的临床表现为停经、妊娠剧吐、异常子宫出血、β-人绒毛膜促性腺激素（β-human chorionic gonadotropin，β-hCG）明显升高。良性葡萄胎的病变局限于子宫腔内，而侵蚀性葡萄胎的病变则已侵入肌层或达子宫外，水肿绒毛可累及阴道、外阴、阔韧带或盆腔。若葡萄胎组织穿破子宫壁，可引起腹腔内大出血，也可侵入阔

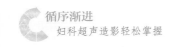

韧带内形成宫旁肿物。侵蚀性葡萄胎还可以经血液循环转移至阴道、肺，甚至脑部，形成转移性葡萄胎，根据转移部位的不同可引起相应症状，预后不良。

绒癌是一种高度恶性的滋养细胞肿瘤，其特点是滋养细胞失去了原来的绒毛或葡萄胎结构，浸润入子宫肌层，造成局部严重破坏，并可转移至其他任何部位。绝大多数绒癌继发于正常或不正常的妊娠之后。

二、超声表现和超声造影表现

1. 普通超声表现　葡萄胎表现为子宫体积增大，完全性葡萄胎表现为宫腔内充满大小不等、较密集的无回声区，未见正常的孕囊及卵黄囊、胚胎结构。部分性葡萄胎宫腔可见胚胎或胎儿结构，在胎盘内见大小不等的蜂窝状无回声区，可伴有胚胎发育异常或胎儿死亡。良性葡萄胎的病灶仅局限于宫腔，无肌层侵犯。合并宫内出血时宫腔内可见无回声、低回声或混合回声。彩色多普勒超声显示子宫肌层血供正常，宫腔内无回声区分隔上可见血流信号，子宫肌层见较丰富血流信号。

侵袭性葡萄胎和绒癌表现为子宫增大，宫腔内未见正常子宫内膜及孕囊、胚胎，回声杂乱，形态不规则，宫腔病灶与肌层分界不清晰，受累肌层呈"蜂窝状"子宫裂隙（图7-3-1 A～B）。部分病情严重者侵犯宫旁组织。彩色多普勒超声显示病灶及受累子宫肌层病灶内血流异常丰富，整个子宫肌壁动、静脉增粗、聚集，并可见大小不一血窦，内可见五彩缤纷血流，呈现低阻力动脉频谱，RI一般小于0.4（图7-3-1 C~E）。

妊娠滋养细胞疾病时常可见双侧卵巢黄素化囊肿，表现为两侧附件区多房囊性肿块，呈分叶状，囊壁薄，内部见纤细分隔。

2. **超声造影表现** 葡萄胎超声造影表现为增强早期宫腔病灶的早灌注，增强时间早于子宫肌层，且消退时间晚于子宫肌层，呈持续高增强，病灶仅限于子宫腔，无肌层侵犯。侵蚀性葡萄胎和绒癌造影表现类似，病灶呈快速显影的持续高增强，其增强时间早于正常子宫肌层，但病灶与受侵犯的子宫肌层分界不清。病灶内部可见不规则无增强区。超声造影可评估肌层受累情况（图7-3-1 F~I）。

三、检查体会

1. 妊娠滋养细胞疾病需要与妊娠流产、宫内组织物残留、巨大内膜息肉囊变等疾病鉴别。良性的葡萄胎与恶性滋养细胞疾病的超声造影鉴别也存在困难，主要的鉴别点在于有无侵犯肌层，同时还需结合临床病史、HCG等检验指标进行诊断。

2. 超声造影的主要价值在于判断病灶内血供情况，鉴别病灶是否为机化无活性组织和宫腔积血块。累及子宫肌层时，有助于明确病灶累及范围，便于指导临床治疗及判断疗效。

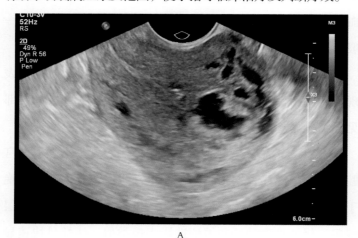

A

A. 灰阶超声：宫腔不规则液性暗区，累及肌层，接近浆膜层

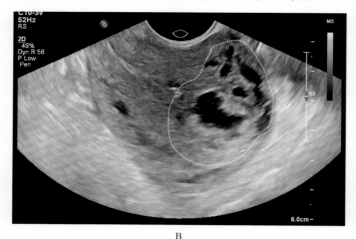

B

B. 白色虚线内为灰阶超声的病灶范围

图7-3-1　妊娠滋养细胞疾病（侵袭性葡萄胎）的普通超声表现及
超声造影表现

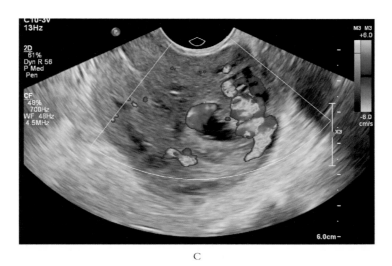

C

C. 彩色多普勒超声：纵切面，病灶内见丰富的血流信号

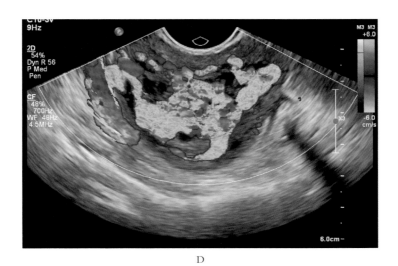

D

D. 彩色多普勒超声：横切面，病灶内血流异常丰富，肌壁内动、静脉增粗、聚集

图7-3-1　妊娠滋养细胞疾病（侵袭性葡萄胎）的普通超声表现及
超声造影表现（续）

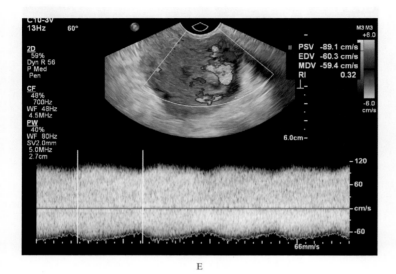

E

E. 病灶内探及低阻的动脉血流频谱，*RI*：0.32

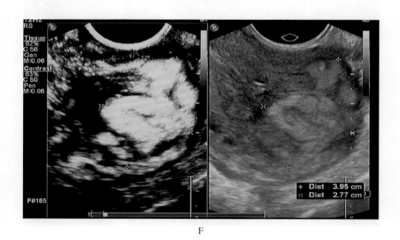

F

F. 超声造影：增强早期见病灶内粗大血管先灌注，呈不均匀高增强

图7-3-1　妊娠滋养细胞疾病（侵袭性葡萄胎）的普通超声表现及
超声造影表现（续）

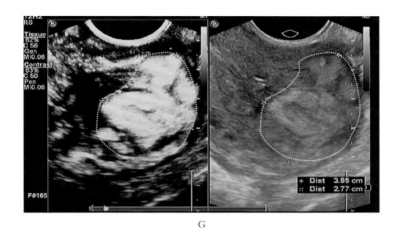

G

G. 白色虚线内为增强早期的病灶范围

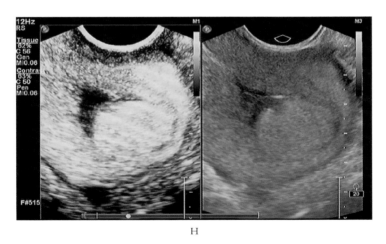

H

H. 超声造影:增强晚期见整个病灶内持续高增强,增强较均匀

图7-3-1 妊娠滋养细胞疾病(侵袭性葡萄胎)的普通超声表现及
超声造影表现(续)

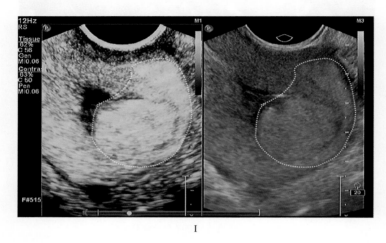

I

I. 白色虚线内为增强晚期的病灶范围

图7-3-1 妊娠滋养细胞疾病（侵袭性葡萄胎）的普通超声表现及
超声造影表现（续）

女，40岁，清宫后出血

（黄泽萍）

第八章

疑难及罕见病例造影

第一节
宫颈及阴道病变

原发性阴道癌

（一）病史简介

患者，女性，73岁，因"绝经后阴道流血1月余"就诊。妇科专科体格检查：外阴发育正常，阴道右侧壁可扪及肿物，大小约为5cm×3cm×2.5cm，质脆，固定，触之出血。入院查肿瘤标志物糖类抗原CA 125 200.7 U/ml，其他肿瘤标志物HE 4（人附睾蛋白4）、CA 19-9（糖类抗原19-9）、AFP（甲胎蛋白）、CEA（癌胚抗原）未见明显异常。人乳头状瘤病毒（HPV）核酸分型检测：HPV16亚型阳性。

（二）普通超声表现

子宫缩小，内膜无明显增厚，宫腔可见局限性液性暗区，直径约3mm。阴道上段右侧壁可见一不规则形不均质低回声团，范围约35mm×21mm，与周围组织分界欠清，在低回声团内可见较丰富血流信号，超声检查可探及动脉血流频谱，RI：0.60（图8-1-1 A～C）。

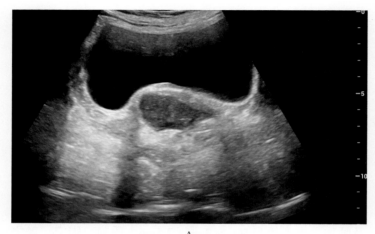

A

A. 灰阶超声：病灶位于阴道上段右侧壁，形态不规则

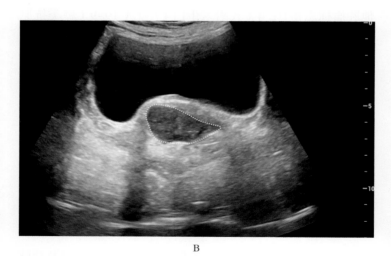

B

B. 白色虚线内为普通超声显示的病灶范围

图8-1-1　原发性阴道癌普通超声表现

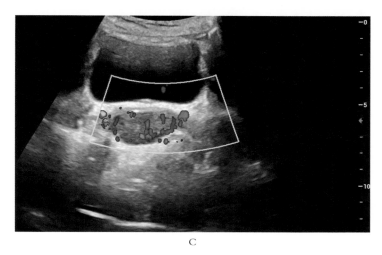

C

C. 经腹部彩色多普勒超声：肿块内见较丰富血流信号

图 8-1-1　原发性阴道癌普通超声表现（续）

（三）超声造影表现（经腹部静脉超声造影）

注入造影剂后肿块可见造影剂灌注呈不均匀高增强，增强时间早于子宫肌层，增强范围约 40mm×20mm，与膀胱及直肠前壁分界尚清，与宫颈分界欠清，增强晚期病灶内见造影剂消退，消退时间早于子宫肌层，呈不均匀低增强，表现为"快进快退"的增强模式。阴道上段右侧壁实性占位性病变，超声造影考虑阴道来源恶性肿瘤，不除外侵犯宫颈可能（图 8-1-2 A ~ D）。

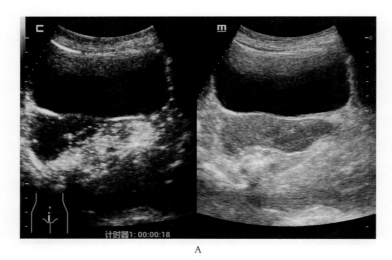

A

A. 超声造影：增强早期病灶呈不均匀高增强，早于子宫肌层

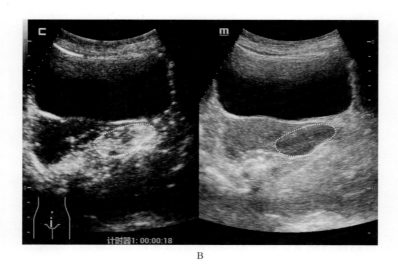

B

B. 白色虚线部分为增强早期的病灶范围

图 8-1-2　原发性阴道癌超声造影表现

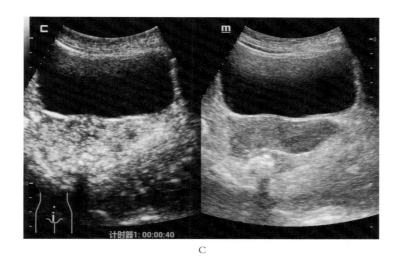

C

C. 超声造影：增强晚期病灶呈不均匀低增强，消退早于子宫肌层

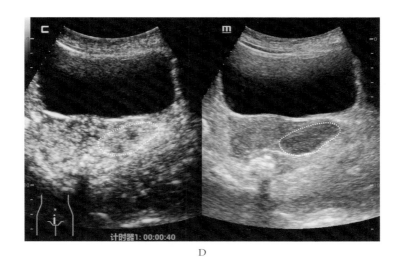

D

D. 白色虚线部分为增强晚期病灶范围

图 8-1-2　原发性阴道癌超声造影表现（续）

（四）核素PET-CT全身显像

阴道上段右侧壁肿块，代谢活跃，考虑阴道恶性肿瘤可能性大，侵犯阴道穹窿，可疑侵犯直肠前壁；余全身未见明确转移征象（图8-1-3）。

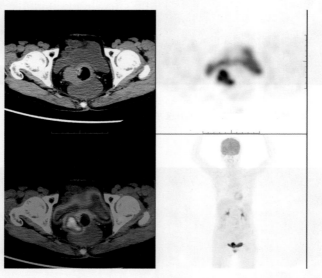

图8-1-3　核素PET-CT全身显像：阴道上段右侧壁肿块，代谢活跃

（五）病理诊断

入院行阴道镜下阴道肿物活检，大体组织标本见一堆灰黄灰红碎组织，大小为2cm×1cm×0.3cm。镜下见：（阴道肿物）纤维间质中见肿瘤细胞排列呈巢片状，细胞异型

性明显，可见核分裂象，形态学考虑中-低分化鳞状细胞
癌（图8-1-4）。

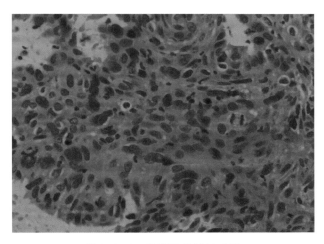

图8-1-4　阴道肿物组织病理

（阴道肿物）纤维间质中见肿瘤细胞排列呈巢片状，细胞异型性明显，
可见核分裂象，形态学考虑中-低分化鳞状细胞癌

（六）检查体会

原发性阴道癌是罕见的妇科恶性肿瘤，临床上好发于
绝经后老年女性，并与高危型HPV尤其是16亚型持续感
染相关。

原发性阴道癌术前诊断困难，当普通超声难以判断阴
道来源实性肿物良恶性情况时，可借助超声造影进一步明确
病灶有无血流灌注，鉴别其是否为有活性组织。本例原发性

阴道癌超声造影表现为"快进快退"典型恶性肿瘤的增强模式，借助超声造影能够进一步明确瘤灶良恶性性质，为妇科医师提供重要临床决策。临床上多数原发性阴道癌呈外生型，且病变部位多位于阴道中下段，在妇科专科检查中可发现阴道肿物。然而本例患者病变位于阴道上段，与宫颈关系密切，影像学上需与宫颈癌继发的阴道恶性肿瘤相鉴别。由于原发性阴道癌发病率极低，原发性阴道癌的超声造影特点目前尚未见文献报道，有待进一步收集原发性阴道癌的影像及病理资料，为临床实践积累经验。

宫颈腺囊肿合并出血

（一）病史简介

患者，女性，46岁，因"下腹痛、阴道流血3天"就诊。既往超声检查提示"宫颈腺囊肿"。

（二）普通超声表现

经阴道超声检查示：宫颈管内见一个类圆形混合回声区，范围约32mm×26mm×19mm，边界欠清，内部为不均匀低回声，内见少许不规则无回声区，后方回声轻度增强。彩色多普勒超声血流成像（CDFI）：混合回声区周边可见条状血流信号，内部未见明显血流信号（图8-1-5 A~C）。

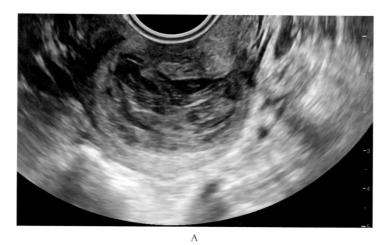

A

A. 灰阶超声：宫颈管内见一类圆形混合回声区，边界欠清，
内部回声不均匀，可见不规则无回声区

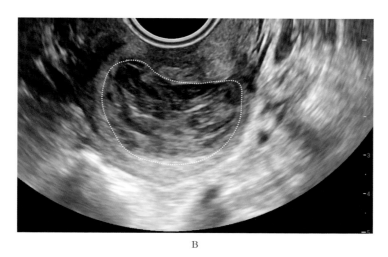

B

B. 白色虚线内为普通超声显示的病灶范围

图8-1-5 宫颈腺囊肿合并出血普通超声表现

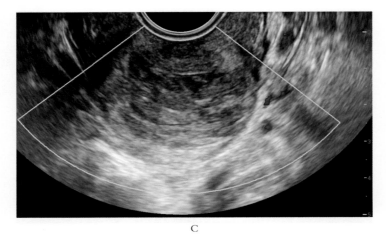

C

C. 彩色多普勒超声：病灶未见明显血流信号

图 8-1-5　宫颈腺囊肿合并出血普通超声表现（续）

（三）超声造影表现（经阴道静脉超声造影）

造影剂注射用六氟化硫微泡 2.4ml+2.4ml，分两次经外周静脉注入。注入造影剂后宫颈混合回声区增强早期及增强晚期均未见造影剂灌注，边界清晰。增强晚期全子宫扫查，其余区域未见异常消退区。结合病史，超声造影考虑宫颈腺囊肿合并出血可能（图 8-1-6 A ~ B）。

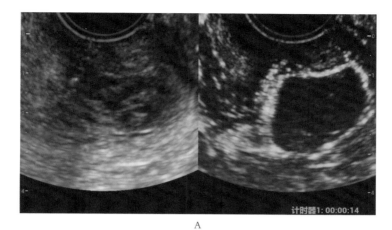

A

A. 超声造影：增强早期（14s），宫颈混合回声区周边见环状高增强，内部未见造影剂灌注

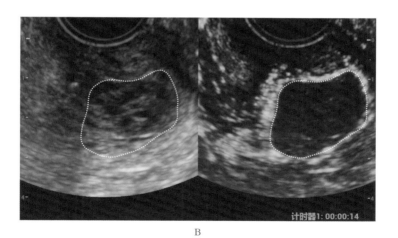

B

B. 白色虚线部分为增强早期显示的病灶范围

图8-1-6 宫颈腺囊肿合并出血的超声造影表现

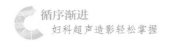

（四）检查体会

宫颈腺囊肿为慢性子宫颈炎的主要表现之一，是妇科的常见良性疾病。典型的宫颈腺囊肿超声表现为位于宫颈前后唇边界清晰的类圆形无回声区，壁薄，单发或多发，容易确诊。宫颈腺囊肿常无临床表现，也较少引起患者下腹痛、阴道流血等症状。宫颈腺囊肿合并出血或感染时，囊肿壁可增厚，囊内回声增加，可见细小点状弱回声飘动，有时甚至表现为宫颈内类实性占位性病变，亟须与宫颈癌相鉴别。非典型的宫颈腺囊肿行超声造影检查有重要的诊断价值。宫颈腺囊肿合并出血超声造影表现为囊内类实性部分始终未见造影剂灌注，囊壁边界清晰。超声造影能为宫颈占位性病变的鉴别诊断提供更多客观的诊断信息。

第二节
宫腔病变

子宫瘢痕憩室

（一）病史简介

患者，女性，34岁，因"经期延长3年"就诊。既往行剖宫产术2次。妇科体格检查未见明显异常。

（二）普通超声表现

子宫大小、形态正常，轮廓清晰，前壁下段肌层可见一楔形混合回声区，大小约20mm×9mm，与宫腔相通。浆膜层回声尚连续。CDFI：混合回声区周边可见点条状血流信号（图8-2-1 A～C）。

（三）超声造影表现（经阴道静脉超声造影）

造影剂注射用六氟化硫微泡 2.4ml 经外周静脉注入。注入造影剂后13s子宫肌层可见造影剂灌注，子宫前壁下段不均匀回声区增强早期及晚期均未见造影剂灌注，范围为17mm×5mm，暗区距浆膜层距离约4.2mm。超声造影考虑为剖宫产切口憩室形成（图8-2-2 A～D）。

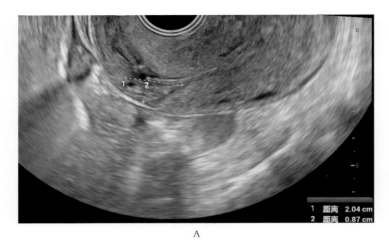

A

A. 灰阶超声: 子宫前壁下段 (剖宫产切口处) 肌层见一楔形混合回声区,
内部回声不均匀

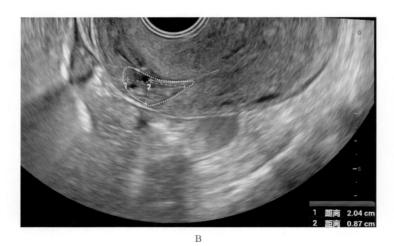

B

B. 白色虚线内为灰阶超声的病灶范围

图 8-2-1 子宫瘢痕憩室的普通超声表现

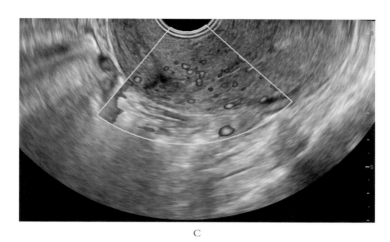

C

C. 彩色多普勒超声：混合回声区周边可见点条状血流信号

图8-2-1 子宫瘢痕憩室的普通超声表现（续）

（四）病理诊断

入院行"超声引导下宫腔镜子宫瘢痕憩室电切术
+子宫内膜电切术"，术中见子宫前壁宫颈内口处明显
凹陷，大小约4cm×4cm，于凹陷内见一小凹陷，约
0.5cm×0.8cm，大小凹陷内均见内膜覆盖及血管走行。病
理结果示：（瘢痕憩室内膜）送检血块内查见宫内膜腺体，
呈增生改变（图8-2-3）。

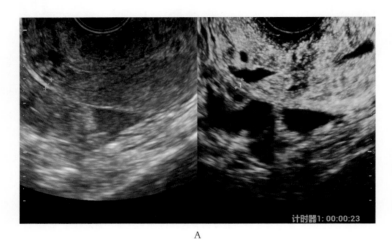

A

A. 超声造影：增强早期，前壁下段肌层不均匀回声区未见造影剂灌注，
边界清晰

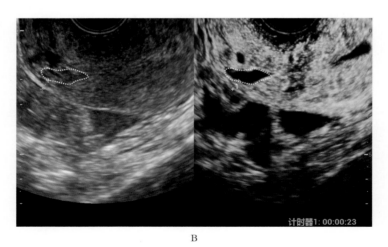

B

B. 白色虚线部分为增强早期憩室的范围

图8-2-2 子宫瘢痕憩室的超声造影表现

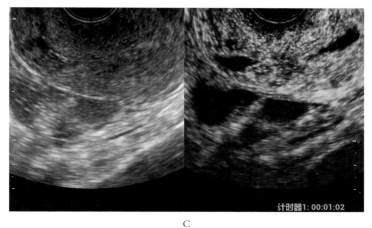

C

C. 超声造影：增强晚期，病灶内仍未见造影剂灌注，始终为无增强

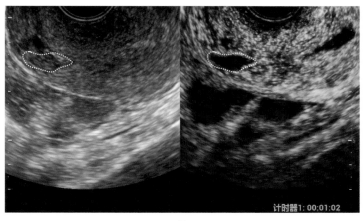

D

D. 白色虚线部分为增强晚期憩室的范围

图8-2-2　子宫瘢痕憩室的超声造影表现（续）

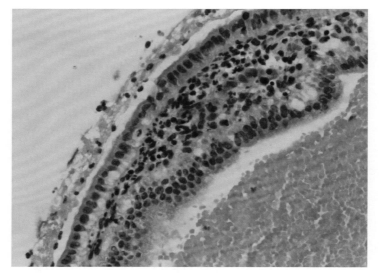

图 8-2-3　瘢痕憩室内膜组织病理

（瘢痕憩室内膜）送检血块内查见宫内膜腺体，呈增生改变

（五）检查体会

　　剖宫产瘢痕憩室是指因剖宫产切口愈合不良致子宫下段薄弱，切口处内膜、肌层及浆膜层呈疝囊样向外突出，形成憩室样改变。其可导致经期延长、经量过多、月经淋漓不尽、憩室妊娠、不孕等并发症，严重者可导致憩室妊娠破裂大出血，甚至危及生命。

　　剖宫产瘢痕憩室是一个动态的过程，与月经周期相关，改变探头位置方向和施加压力会对憩室的显示产生影响。评估憩室剩余肌层厚度及有无伴迂曲血管对其治疗方案的制订具有重要意义。彩色多普勒超声有助于帮助鉴别局部肌层迂曲扩张的血管、血肿、局限型子宫腺肌病等。

本病例中剖宫产瘢痕憩室在灰阶超声表现上并非为典型的无回声暗区，应用灰阶超声准确评估憩室形态及憩室剩余肌层厚度存在较大难度。超声造影能使憩室形态显示更丰满、直观，同时可以更好显示憩室肌层微循环灌注，评估憩室剩余肌层厚度及有无伴迂曲血管较灰阶超声更为清晰。

宫腔积脓

（一）病史简介

患者，女性，71岁，因"会阴部疼痛4天，阴道流液1天"就诊。

（二）普通超声表现

子宫轮廓清晰，形态正常。肌层回声不均匀，内见多个强回声斑。宫腔至宫颈管内见混合回声团，边缘不规整，范围约77mm×20mm×36mm，与肌层界限欠清。CDFI：子宫肌层可见点状血流信号。混合回声团内未见明显血流信号（图8-2-4 A～C）。双侧附件区未见明显肿块回声。另双侧臀部皮下软组织各见一不规则形混合回声团，大小分别为30mm×16mm（左侧）、15mm×9mm（右侧），边界清楚，壁厚，内部回声不均匀，内可见蜂窝状液性暗区。宫腔至宫颈管回声异常，性质待定，建议超声造影检查。双侧臀部混合回声团，考虑脓肿可能性大。

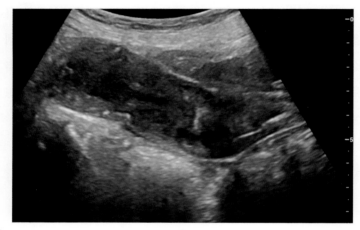

A

A. 灰阶超声：宫腔至宫颈管内见混合回声团，边缘不规整，与肌层界限欠清

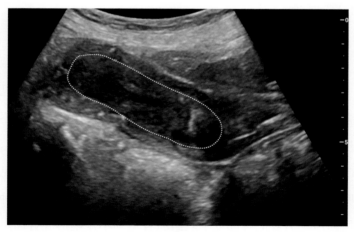

B

B. 白色虚线内为灰阶超声显示的病灶范围

图8-2-4　宫腔积脓的普通超声表现

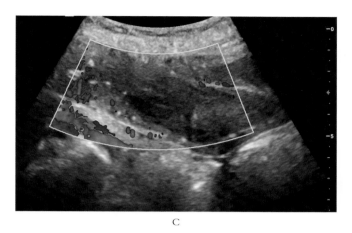

C. 彩色多普勒超声：病灶内未见明显血流信号

图 8-2-4　宫腔积脓的普通超声表现（续）

（三）超声造影表现（经腹部静脉超声造影）

造影剂注射用六氟化硫微泡 1.5ml+1.5ml，经外周静脉注入。注入造影剂 12s 后子宫肌层可见造影剂灌注，宫腔至宫颈管内混合回声团增强早期及晚期均未见造影剂灌注（图 8-2-5 A ~ B）。宫腔至宫颈管内混合回声团，超声造影考虑宫腔积脓可能。

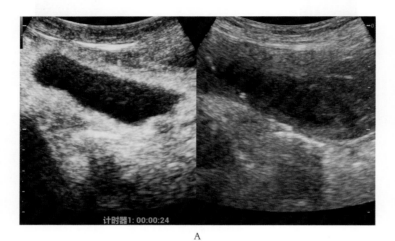

A

A.超声造影：增强早期，宫腔至宫颈管内混合回声团未见造影剂灌注

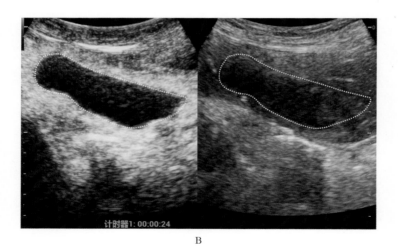

B

B.白色虚线部分为增强早期的病灶范围

图8-2-5 宫腔积脓的超声造影表现

（四）检查体会

　　宫腔积脓是妇科感染性疾病之一，临床上少见，好发于绝经后女性。宫腔积脓是由于多种病因导致宫颈阻塞，宫腔内的炎性分泌物不能外流或引流不畅，滞留于宫腔内，形成宫腔积脓。急慢性子宫内膜炎是导致宫腔积脓的最主要原因。子宫内膜癌或宫颈癌侵犯宫颈管时也可以导致宫颈管狭窄或闭锁，继而合并感染，发生宫腔积脓。

　　宫腔积脓的超声表现主要为子宫形态饱满伴不同程度增大，宫腔内均探及液性暗区，其内可见稀疏或密集光点回声或片状及不规则絮状稍高回声。超声诊断宫腔积脓并不困难，但要确定是否为内膜癌或宫颈癌合并宫腔积脓较为困难。本病例中宫腔至宫颈管内见混合回声团边缘不规整，似与肌层界限欠清，难以明确作出宫腔积脓的诊断。行超声造影检查时，宫腔至宫颈管内混合回声团未见造影剂灌注，表明其内容物缺乏活性。超声造影能够更客观地反映宫腔内容物的血流灌注情况，在一定程度上为宫腔积脓的诊断提供客观的依据。

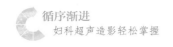

第三节
附件病变

女性生殖器结核

（一）病史简介

患者，女性，60岁，因"腹胀、大便习惯1月余"就诊。1周前外院PET-CT检查示：①左侧附件区代谢增高灶，原发病变？腹膜病变？②腹膜多发增厚，代谢增高。入院查CA 125增高至627.5 U/ml，CA 19-9、CEA、AFP未见明显异常。

（二）普通超声表现

双侧卵巢增大，结构显示欠清；双侧附件区内部回声杂乱，可见较丰富血流信号。腹膜增厚，厚度约6mm，内见较丰富血流信号。盆腔见液性暗区，分布于子宫直肠窝，最大深度25mm（图8-3-1 A～G）。

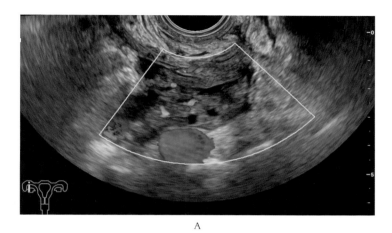

A

A. 普通超声：右侧卵巢增大，边界不清，血流信号丰富

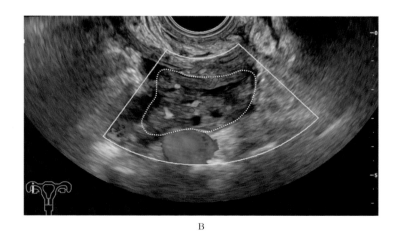

B

B. 白色虚线内为右侧卵巢的范围

图8-3-1 女性生殖器结核的普通超声表现

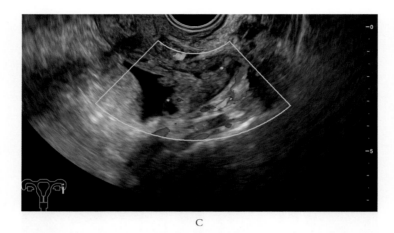

C

C. 普通超声：左侧卵巢的形态结构及血流信号特征与右侧相近

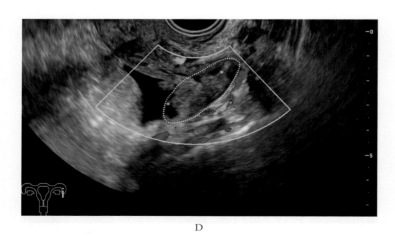

D

D. 白色虚线内为左侧卵巢的范围

图8-3-1　女性生殖器结核的普通超声表现（续）

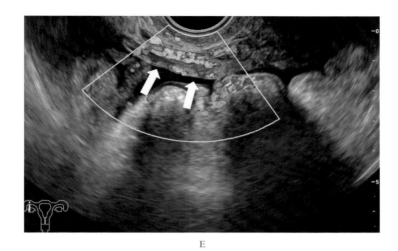

E

E. 彩色多普勒超声：增厚的腹膜可见丰富血流信号

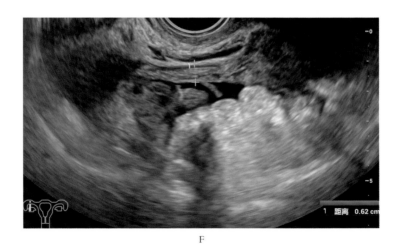

F

F. 灰阶超声：腹膜增厚约6mm

图 8-3-1　女性生殖器结核的普通超声表现（续）

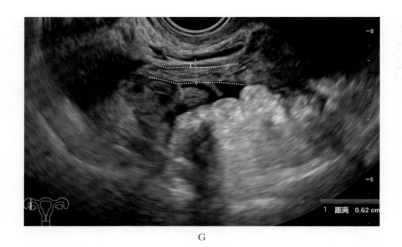

G. 白色虚线为增厚的腹膜

图 8-3-1　女性生殖器结核的普通超声表现（续）

（三）超声造影表现（经阴道静脉超声造影）

经外周静脉注入造影剂注射用六氟化硫微泡2.4ml。左侧附件区呈不均匀高增强，内部呈结节样增强，其开始增强时间稍早于子宫肌层，造影剂消退时间稍早于子宫肌层。腹膜增厚处可见造影剂灌注呈不均匀高增强，其开始增强时间早于子宫肌层，造剂消退较肌层快。右侧附件区表现为缓慢不均匀性低增强，其开始增强时间晚于子宫肌层（图8-3-2 A～D）。左侧附件区及腹膜增厚处异常灌注区，超声造影不排除恶性可能。

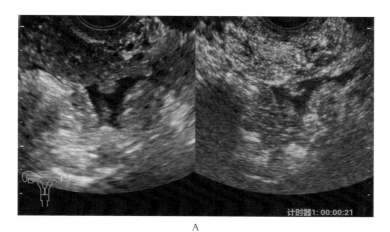

A

A. 超声造影：增强早期，左侧卵巢及其旁组织呈不均匀高增强，
内部呈结节样增强

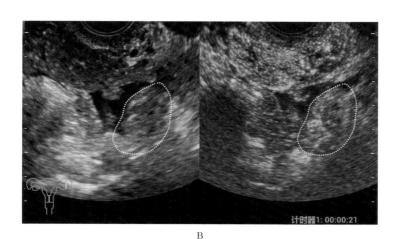

B

B. 白色虚线内为增强早期的病灶范围

图8-3-2　女性生殖器结核的超声造影表现

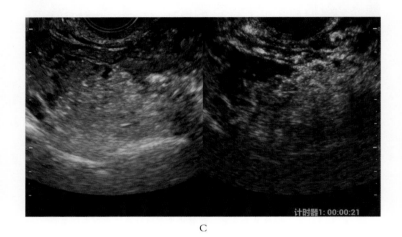

C

C. 超声造影：增厚腹膜内可见造影剂灌注，呈不均匀高增强，
开始增强时间早于子宫肌层

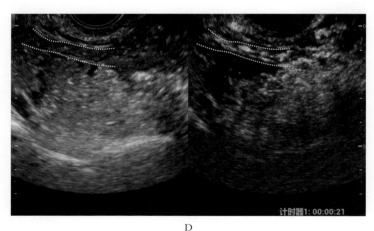

D

D. 白色虚线内为增强早期的腹膜

图 8-3-2　女性生殖器结核的超声造影表现（续）

（四）临床及病理诊断

患者入院查T-SPOT阳性，行"腹腔镜下双侧附件切除+盆腔粘连松解术+肠粘连松解术+腹膜活检术"，术中见盆腹壁弥漫性粟粒样小结节，肠管与盆壁粘连。病理镜下见：（双侧附件）"双侧输卵管、双侧卵巢"增生的纤维组织内见上皮样细胞增生结节，并见多核巨细胞散在分布，未见确切干酪样坏死，符合慢性肉芽性炎（图8-3-3），请结合临床；其中"双侧卵巢"见白体形成。（腹壁赘生物）送检为少许纤维素样渗出物。结合临床及病理结果，该患者诊断为输卵管卵巢结核。

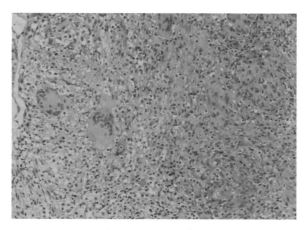

图8-3-3　组织病理

（双侧附件）"双侧输卵管、双侧卵巢"增生的纤维组织内见上皮样细胞增生结节，并见多核巨细胞散在分布，未见确切干酪样坏死，符合慢性肉芽肿性炎

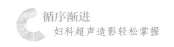

（五）检查体会

女性生殖器结核在临床并不罕见，但由于结核病理演变过程复杂多样，包括渗出、增殖粘连、干酪样坏死，导致其二维超声图像表现具有不典型性及多样性变化的特点，容易造成误诊、漏诊。输卵管结核的超声造影特征同样也具备多样性。国内有学者将输卵管结核超声造影的形态分为四型：

Ⅰ型：表现为周边环形增强，内部无增强，呈"腊肠样"。

Ⅱ型：表现为周边环形增强，内部呈分隔样增强。

Ⅲ型：表现为不均匀增强，内部可见不规则无增强区。

Ⅳ型：表现为不均匀增强，内部呈结节样增强。

本病例输卵管卵巢结核的病理主要为慢性肉芽炎，以增殖粘连为主。本例患者为绝经后女性，双侧卵巢及输卵管结构显示欠清，双侧附件区表现为类实性肿块回声，且普通超声发现腹膜增厚，彩色多普勒超声示双侧附件及增厚腹膜可见较丰富血流信号。此外，本例超声造影表现为不均匀结节样高增强，病灶开始增强时间及消退时间稍早于子宫肌层，类似恶性病变，实验室检查示CA 125升高，因此本病例在临床上极容易被误诊为卵巢来源恶性肿瘤。本例中输卵管卵巢结核血供丰富，可能与结核正处于增殖期相关。女性生殖器结核超声及超声造影表现多样且缺乏特异性，其诊断仍主要依赖腹腔镜及组织病理活检。

Sertoli-Leydig 细胞瘤

（一）病史简介

患者，女性，62岁，因"绝经10年，腹胀2月"就诊。妇科体格检查示：盆腔可触及一大小为10cm×20cm×28cm的附件包块，包膜紧张，活动度差，右侧固定，无压痛。实验室检查示CA 125 585.2 U/ml（0～35U/ml），CA 19-9、CEA、AFP未见明显异常；性激素六项检查示睾酮 44.43 nmol/L（0.45～1.26 nmol/L），雌二醇326 pmol/L（≤103 pmol/L），促卵泡成熟激素0.26 mIU/ml（26.72～133.41 mIU/ml）；黄体生成素1.34 mIU/ml（5.16～61.99 mIU/ml）。外院中上腹部CT提示：盆腹腔巨大囊实性占位，考虑囊腺癌可能。

（二）普通超声表现

术前超声检查示：盆腹腔见巨大多房囊实性肿块，上达剑突下，左右至双侧腋前线，边界尚清，肿块内分隔纤细，内部回声杂乱。CDFI：肿块内实性成分及分隔见丰富血流信号，探及动脉血流频谱，*RI*：0.43（图8-3-4 A～D）。

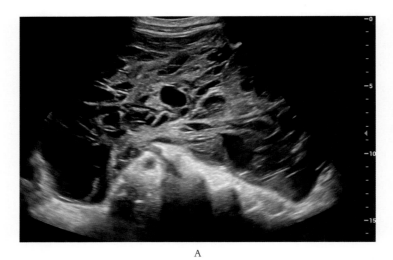

A

A. 灰阶超声：盆腹腔见一巨大多房囊实性肿块

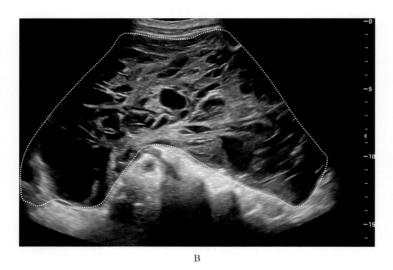

B

B. 白色虚线内为灰阶超声下的病灶范围

图 8-3-4　Sertoli-Leydig 细胞瘤的普通超声表现

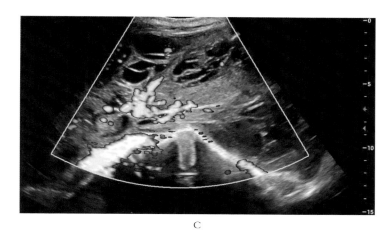

C

C. 彩色多普勒超声：病灶分隔及实性部分可见丰富血流信号

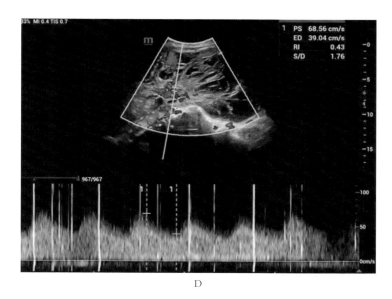

D

D. 频谱多普勒超声：瘤体实性部分探及低阻动脉血流频谱

图 8-3-4 Sertoli-Leydig 细胞瘤的普通超声表现（续）

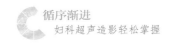

（三）超声造影表现（经腹部静脉超声造影）

经外周静脉分次注入造影剂注射用六氟化硫微泡1.5 ml+1.5 ml，注入造影剂约9s后瘤灶可见造影剂灌注。在增强早期，瘤体囊壁、分隔及实性部分呈快速不均匀高增强，其开始增强时间早于子宫肌层，内部可见散在无造影剂灌注区。肿块内部造影剂消退较肌层快（图8-3-5A～D）。盆腹腔内多房囊实性肿块，超声造影考虑卵巢癌可能。

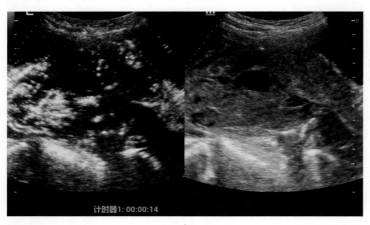

A

A. 超声造影：增强早期瘤体囊壁、分隔及实性部分呈快速不均匀高增强，开始增强时间早于子宫肌层，内部可见散在无造影剂灌注区

图8-3-5　Sertoli-Leydig 细胞瘤的超声造影表现

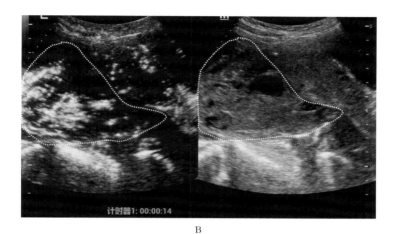

B

B. 白色虚线内为早期增强的病灶范围

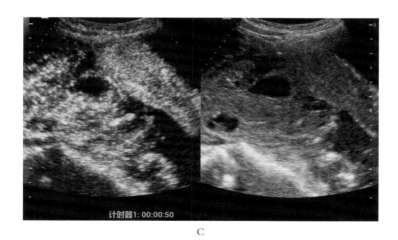

C

C. 超声造影：增强晚期瘤体呈不均匀低增强，晚期消退早于子宫肌层

图 8-3-5　Sertoli-Leydig 细胞瘤的超声造影表现（续）

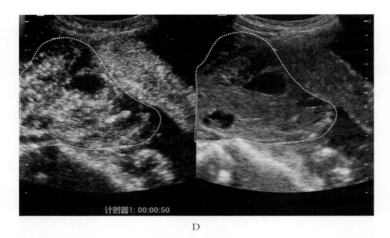

D

D. 白色虚线内为增强晚期的病灶范围

图 8-3-5 Sertoli-Leydig 细胞瘤的超声造影表现（续）

（四）病理诊断

入院后行"腹式全子宫切除＋双侧附件切除术"，冰冻后石蜡切片结果：（左侧附件及包块）肿瘤呈分叶状或结节状，由疏松的纤维性或纤维黏液样间质分隔，部分区域肿瘤呈裂隙样腔隙或网状，肿瘤细胞排列呈条索状、片状，可见少量管状结构，瘤细胞卵圆形、短梭形，胞浆少，核分裂可见，形态结合免疫组化结果，符合性索间质肿瘤，类型考虑为中–低分化Sertoli-Leydig细胞瘤伴部分网状成分。

（五）检查体会

卵巢Sertoli-Leydig细胞瘤是一种罕见的性索间质肿瘤，发病率极低，占所有卵巢肿瘤的0.2%~0.5%。该病好发于年轻女性，但也有少数见于儿童及绝经后女性，起病隐匿，临床诊断较为困难。Sertoli-Leydig细胞可分泌血清睾酮，多数患者血清睾酮水平显著升高，约50%的患者可出现去女性化的临床表现或高雄激素体征，如乳房萎缩、痤疮、脱发、多毛。部分患者偶尔会出现雌激素水平升高。根据Sertoli-Leydig细胞的分化程度，可将肿瘤分为高分化、中分化、低分化、网状型及肿瘤伴异源性分化。文献报道高分化的Sertoli-Leydig细胞瘤镜下无细胞核异型性，表现为良性的生物学行为，预后较好。中-低分化、网状型及肿瘤伴异源性分化Sertoli-Leydig细胞瘤具有低度恶性潜能。

文献报道，Sertoli-Leydig细胞瘤多以实性及囊实性表现为主，为富血供肿瘤，CT及MR检查可发现增强扫描病灶实性成分快速强化。Sertoli-Leydig细胞瘤病灶体积越大，越容易发生囊性变。Sertoli-Leydig细胞瘤发生囊性变可能与Sertoli-Leydig细胞伴网状成分或肿瘤发生黏液性异源性分化相关。

本病例中患者为绝经后患者，术前激素水平异常，伴高雄激素及高雌激素血症，超声表现为多房囊实性肿物，超声造影检查可见瘤体囊壁、分隔及实性部分呈快速不均

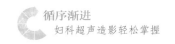
匀高增强，与卵巢囊腺癌鉴别较为困难。综上所述，对于卵巢来源较大的囊实性肿块，同时患者出现血清持续性高睾酮水平，均应考虑到该病的可能性。

深部浸润型子宫内膜异位症

（一）病史简介

患者，女性，28岁，因"未避孕未孕3年余，痛经进行性加重2年"就诊。查体：子宫前位，稍增大，无压痛，表面光滑，欠佳，边界清楚。双侧附件区未见异常。实验室检查示CA 125轻度升高（62.29 U/ml），CA 19-9、CEA、AFP未见明显异常。

（二）普通超声表现

子宫后方可见一不规则形低回声区，范围约41mm×28mm，边界欠清。低回声区与子宫间未见明显滑动征。CDFI：低回声区周边见少许短条状血流信号，探及动脉血流频谱，RI：0.63（图8-3-6 A～D）。

（三）超声造影表现（经阴道静脉超声造影）

子宫后方低回声区可见造影剂缓慢灌注，病灶早期增强时间晚于肌层，增强强度低于子宫肌层，呈"慢进慢退"的增强模式（图8-3-7 A～B）。

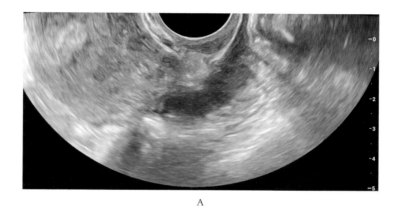

A

A. 灰阶超声：子宫后方见一低回声区，形态欠规则

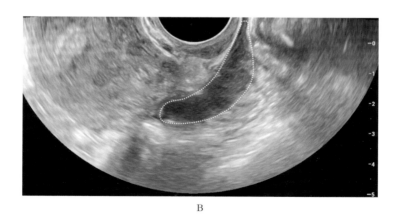

B

B. 白色虚线内为灰阶超声显示的病灶范围

图8-3-6 深部浸润型子宫内膜异位症病灶的普通超声表现

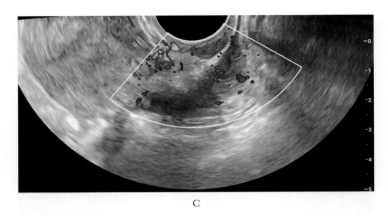

C

C.彩色多普勒超声：子宫后方低回声区周边见少许短条状血流信号

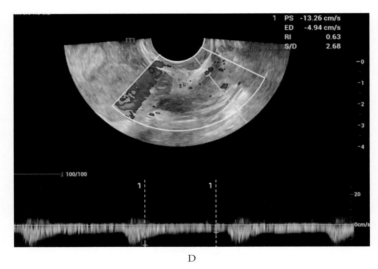

D

D.频谱多普勒超声：病灶周边探及中等阻力动脉血流信号

图8-3-6　深部浸润型子宫内膜异位症病灶的普通超声表现（续）

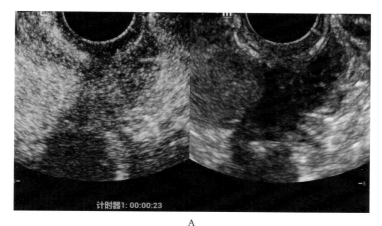

A

A. 超声造影：增强早期，子宫后方低回声区呈不均匀低增强

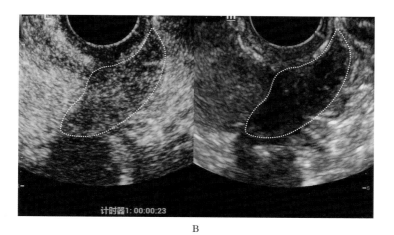

B

B. 白色虚线内为病灶增强早期的灌注范围

图8-3-7　深部浸润型子宫内膜异位症病灶的超声造影表现

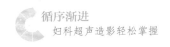

（四）病理诊断

入院后行"腹腔镜下盆腔子宫内膜异位病灶切除术＋左侧卵巢表面赘生物切除术＋盆腔粘连松解＋双侧输卵管通液＋宫腔镜检＋诊刮术"。术中见直肠子宫陷凹完全消失，子宫与肠管、卵巢广泛粘连，活动差；子宫直肠窝、骶韧带可见散在紫蓝色深结节，直径1～3cm；临床ASRM子宫内膜异位症分期为Ⅳ期。送检组织物病理示：（直肠表面肿物）见少许纤维组织，其内见小灶子宫内膜样间质，考虑子宫内膜异位可能（图8-3-8）。

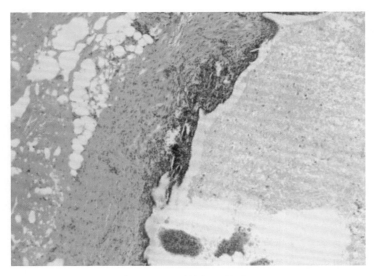

图8-3-8　送检组织物病理

（直肠表面肿物）见少许纤维组织，其内见小灶子宫内膜样间质

（五）检查体会

深部浸润型子宫内膜异位症（deep infiltrating endometriosis，DIE）是指内异症病灶浸润到腹膜下的深度≥5 mm或者侵犯肠道、输尿管及膀胱等器官。临床主要表现为疼痛、继发痛经、不孕等症状。手术切除是目前治疗DIE的主要方式。盆腔DIE的检查方法首选经阴道超声。指南建议使用经触痛指引下诊断DIE：即在患者疼痛部位施加压力于探头并停止滑动，寻找痛性病灶，并轻推宫颈判断其有无与周围组织器官粘连。目前尚无文献应用超声造影的方法对DIE进行评估。DIE结节由于反复出血，病理组织上常合并组织增生和慢性炎症，因此本病例中盆腔DIE结节超声造影表现为良性卵巢肿物病变的特征：造影剂缓慢不均匀灌注。借助超声造影可用于评估病灶的良恶性，鉴别肠道DIE和肠道来源恶性肿瘤。

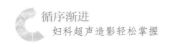
第四节
其他病变

畸胎瘤术后神经胶质瘤腹膜种植

（一）病史简介

患者，女性，25岁，因"未成熟性畸胎瘤术后4年，发现卵巢囊肿4月"就诊。患者4年前因"未成熟性畸胎瘤"行"腹式左侧附件切除＋左侧卵巢动静脉高位结扎＋右侧卵巢囊肿剔除＋腹膜活检＋大网膜活检术"，术后病理示：（左侧附件）未成熟性畸胎瘤（2～3级）；（右侧卵巢囊肿壁）成熟性囊性畸胎瘤。（左侧阔韧带表面赘生物、左侧盆壁表面附着物、左侧盆腔腹膜及赘生物）畸胎瘤种植。（大网膜）成熟神经胶质结节，考虑为畸胎瘤腹膜种植。患者术后行EP方案化疗6次。3月前来我院行子宫彩色多普勒超声示：右侧附件区见一个类椭圆形混合回声团，大小为13mm×9mm，边界清楚，囊壁薄，内部充满密集细小点状强回声，考虑畸胎瘤可能。

（二）普通超声表现

我院术前超声检查：右侧附件区混合性肿块，大小为16mm×8mm，较3月前无明显增大；另左侧附件区腹壁上见一低回声团，大小为32mm×12mm，边界清晰，形态尚规则，内部回声不均匀，肿块内部未见明显血流信号（图8-4-1 A ~ C）。

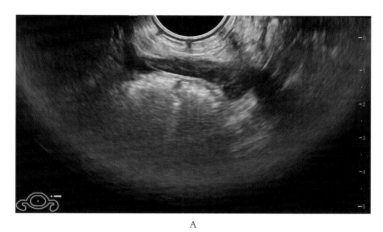

A

A. 灰阶超声：病灶位于左侧附件区腹壁上，形态尚规则

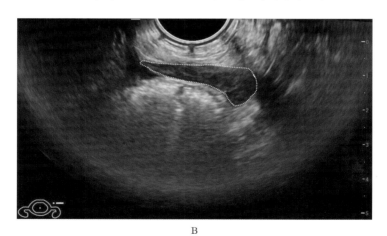

B

B. 白色虚线内为灰阶超声显示的病灶范围

图8-4-1　畸胎瘤术后神经胶质瘤腹膜种植的超声表现

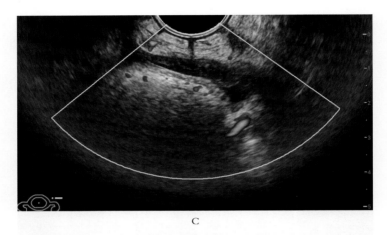

C

C. 彩色多普勒：病灶未见明显血流信号

图8-4-1 畸胎瘤术后神经胶质瘤腹膜种植的超声表现（续）

（三）超声造影表现（经阴道静脉超声造影）

经外周静脉注入造剂注射用六氟化硫微泡2.4 ml，注入造影剂12s后左侧附件区腹壁上肿块内可见造影灌注，其开始增强时间晚于子宫肌层，呈整体均匀高增强，增强强度与子宫肌层相似，肿块内部造影剂消退稍早于子宫肌层。左侧附件区腹壁上低回声团，超声造影考虑术后改变可能（图8-4-2 A～C）。

（四）病理诊断

入院后行"腹式右侧卵巢肿物切除术＋盆腔肿物切除术＋盆腔粘连松解术"。术后病理：（右侧附件）成熟性囊

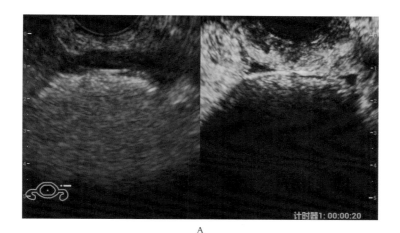

A

A. 超声造影：增强早期左侧附件区附近腹壁上低回声区呈均匀高增强

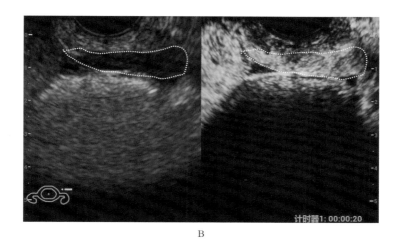

B

B. 白色虚线部分为增强早期的病灶灌注范围

图8-4-2 畸胎瘤术后神经胶质瘤腹膜种植的超声造影表现

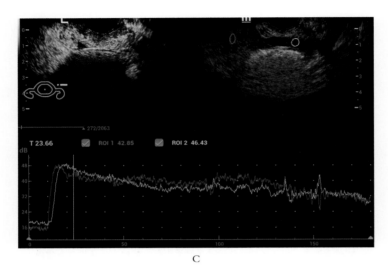

C

C. 时间-强度曲线分析：增强早期瘤灶造影剂灌注稍晚于子宫肌层，
增强强度与肌层相似

图8-4-2　畸胎瘤术后神经胶质瘤腹膜种植的超声造影表现（续）

性畸胎瘤；（腹膜肿物）送检纤维脂肪组织内见多灶子宫
内膜样腺体及间质，部分区域周围见梭形细胞增生，细胞
胞浆丰富，异型性不明显，核分裂少见，免疫组化显示为
成熟神经胶质组织，结合临床病史，考虑为腹膜神经胶质
种植，合并子宫内膜异位（图8-4-3）。

（五）检查体会

腹膜神经胶质瘤病为卵巢畸胎瘤患者发生于腹腔内腹
膜表面的成熟神经胶质组织的结节状种植，于1906年被首

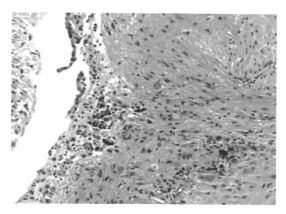

图8-4-3 腹膜肿物组织病理

（腹膜肿物）送检纤维脂肪组织内见多灶子宫内膜样腺体及间质，部分区域周围见梭形细胞增生，细胞胞浆丰富，异型性不明显，核分裂少见，免疫组化显示为成熟神经胶质组织

次报道，此病实属罕见。文献报道神经胶质瘤腹膜种植与畸胎瘤分级的关系不大。腹膜神经胶质瘤可与卵巢畸胎瘤同时发生，也可于畸胎瘤术后发生。卵巢畸胎瘤的包膜缺损可能是导致腹膜播散的主要原因。文献报道腹膜神经胶质瘤病有复发及转移的概率，但也有良性逆转的可能，后者与分化成熟的神经胶质瘤可能促使复发肿瘤向良性转化有关，但具体机制尚不清楚。本病例中患者既往有畸胎瘤手术及神经胶质瘤腹膜种植病史，提示该患者可能存在瘤灶腹腔播散的可能。

　　腹膜神经胶质瘤病的超声特征尚未见文献报道，其诊断主要依据患者病史及病理学特征。本病例中瘤灶位置靠近腹壁，形态较为规则，超声造影检查示瘤灶呈整体缓慢

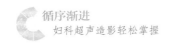
均匀增强，表现出良性肿瘤的特征。腹膜神经胶质瘤病临床实属罕见，临床经验积累较少，误诊率较高。

闭孔神经鞘瘤

（一）病史简介

患者，女性，49岁，因"左侧臀腿部疼痛2年，检查发现盆腔肿物2月"就诊。绝经2年，绝经后无异常阴道流血、流液。妇科专科查体示左侧附件区可触及一个包块，大小约6cm×5cm，无压痛，活动度差。1周前外院子宫彩色多普勒超声提示左侧附件见一混合型包块，大小约66mm×50mm。外院MR检查提示：左附件区可见团块状囊实性块影，大小约75mm×62mm，壁厚，考虑卵巢囊腺癌可能，未排除交界性囊腺瘤。

（二）普通超声表现

我院术前超声检查：左侧附件区近髂血管旁见一个类圆形混合回声团，大小约75mm×49mm×71mm，边界清，形态规则，内部回声不均匀，病灶中央可见囊性无回声区，另内可见多个不规则形低回声区，后方回声增强。CDFI：肿块内无回声区未探及明显血流信号，低回声区内可见较丰富血流信号，并探及动脉血流频谱，RI：0.40～0.75（图8-4-4 A～D）。

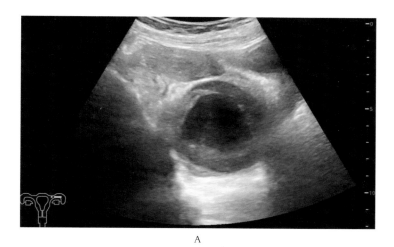

A

A. 灰阶超声：左侧附件区近髂血管旁见一个类圆形混合回声团，边界清，形态规则，内部回声不均匀，病灶中央可见囊性无回声区

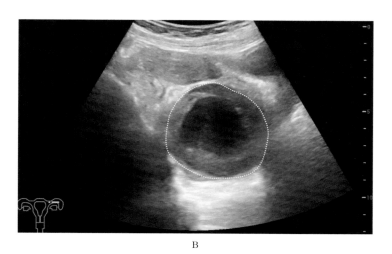

B

B. 白色虚线内为灰阶超声显示的病灶范围

图8-4-4　闭孔神经鞘瘤的超声表现

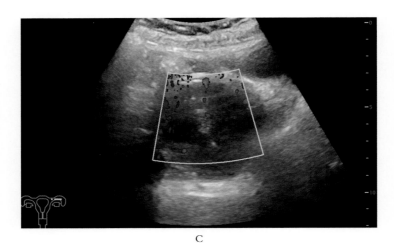

C

C. 彩色多普勒：病灶内实性成分见点状、短条状血流信号

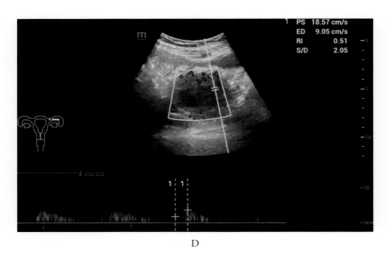

D

D. 频谱多普勒超声：病灶内实性成分探及中等阻力动脉血流信号

图 8-4-4　闭孔神经鞘瘤的超声表现（续）

（三）超声造影表现（经阴道静脉超声造影）

经外周静脉注入造影剂注射用六氟化硫微泡1.5ml，病灶在增强早期快速增强，注入造影剂8s后病灶内开始见造影剂灌注，早于子宫肌层，呈周围向中央的不均匀高增强，瘤体内部可见无造影剂灌注区，病灶内部造影剂消退早于子宫肌层，呈不均匀低增强（图8-4-5 A～D）。超声造影考虑卵巢来源恶性肿瘤可能。

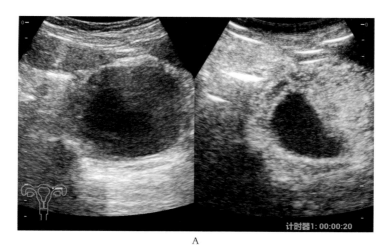

A

A. 超声造影：增强早期病灶快速增强，呈周围向中央的不均匀高增强，
瘤体内部可见无造影剂灌注区

图8-4-5　闭孔神经鞘瘤的超声造影表现

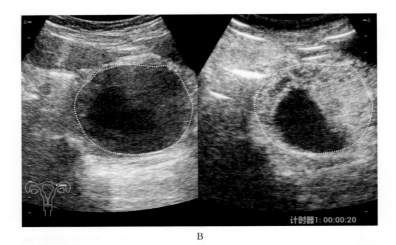

B

B. 白色虚线部分为增强早期的病灶灌注范围

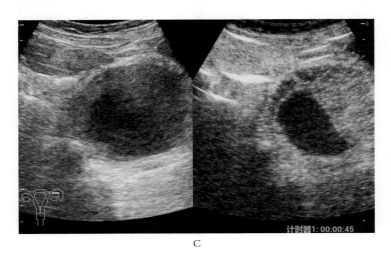

C

C.超声造影：增强晚期，病灶内部造影剂消退早于子宫肌层，呈不均匀低增强

图8-4-5　闭孔神经鞘瘤的超声造影表现（续）

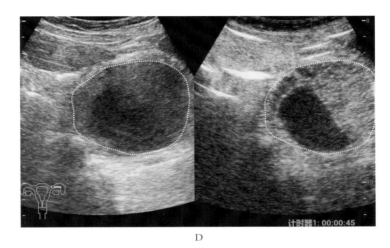

D

D. 白色虚线部分为增强晚期的病灶灌注范围

图8-4-5 闭孔神经鞘瘤的超声造影表现（续）

（四）病理诊断

入院后行"腹式全子宫+左侧闭孔窝肿物切除+左侧盆腔淋巴结清扫"。术后病理：（左侧闭孔窝肿物）镜下见肿瘤由梭形细胞构成，呈束状、交错或栅栏状排列，细胞有一定异型性，核分裂少见，未见确切坏死，可见囊性变及出血，局灶可见泡沫细胞，肿物周围可见神经束，符合间叶源性梭形细胞肿瘤，结合免疫组化结果，考虑为富于细胞性神经鞘瘤（图8-4-6 A ~ B）。

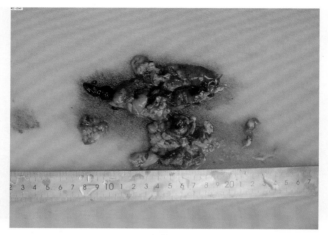

A

A. 手术大体标本：瘤灶为灰黄灰红组织，有包膜，质中

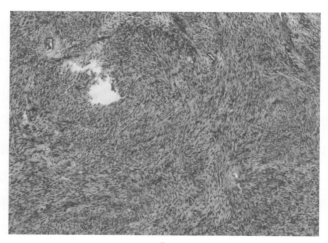

B

B. 组织病理：（左侧闭孔窝肿物）镜下见肿瘤由梭形细胞构成，呈束状、交错或栅栏状排列，细胞有一定异型性，核分裂少见，未见确切坏死，可见囊性变及出血，局灶可见泡沫细胞，肿物周围可见神经束

图8-4-6 闭孔神经鞘瘤的病理诊断

（五）检查体会

神经鞘瘤是一种孤立、有包膜、生长缓慢的肿瘤，多为良性，可伴有变性、坏死、出血、钙化，偶见恶变。发生于女性盆腔的腹膜后神经鞘瘤极为罕见，临床误诊率极高。

腹膜后神经鞘瘤的常见超声表现为病灶体积较大，有包膜，形态较为规则，多数呈圆形或椭圆形，内部呈不均匀低回声，中央区常见囊性变。病理上可见 Antoni A 区和 Antoni B 区 2 种不同组织类型。Antoni A 区由排列紧密的纺锤形细胞构成，不易囊变；而 Antoni B 区肿瘤细胞排列较为疏松，基质富含水分，常发生囊性变及出血坏死。Antoni A、B 区的存在导致大多数病灶内部回声不均匀，并多见囊性变。本病例中的闭孔神经鞘瘤超声造影表现为"快进快退"的不均匀增强模式，瘤体内部可见无造影剂灌注区。超声造影时病灶增强区对应于肿瘤细胞丰富的 Antoni A 区，病灶无增强区则对应易发生囊性变及出血的 Antoni B 区。

本病例中患者出现神经受损的症状和体征，这是由于闭孔神经鞘瘤紧贴闭孔神经，有可能损害神经而导致的一系列临床症状。中央区囊性变及位于髂血管旁是诊断闭孔神经鞘瘤的重要提示，但由于该病罕见，且腹膜后神经鞘瘤的超声特征与部分卵巢来源肿瘤相似，缺乏特异性，超声准确诊断该病仍存在较大挑战性。

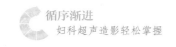

血管周上皮样细胞肿瘤

（一）病史简介

患者，女性，25岁，因"体检发现盆腔肿物3天"就诊。

（二）普通超声表现

我院超声检查：双侧卵巢可见，形态、大小基本正常。左侧附件区见一个类圆形低回声团，位于子宫与左侧卵巢之间，与子宫紧密相连，与左侧卵巢分界清晰。肿块大小约51mm×45mm，边界清，形态规则，内部回声欠均匀，后方回声无明显增强或衰减。CDFI：肿块内见丰富血流信号，探及低等阻力动脉血流频谱，RI：0.46（图8-4-7 A~D）。

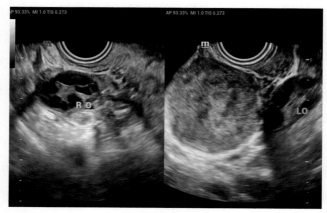

A

A. 灰阶超声：双侧卵巢形态大小正常，病灶位于子宫与左侧卵巢之间，边界清，形态规则，内部回声欠均匀

图8-4-7 血管周上皮样细胞肿瘤的超声表现

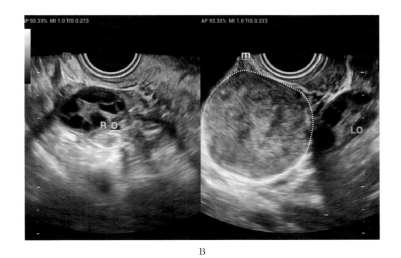

B

B. 白色虚线内为灰阶超声显示的病灶范围

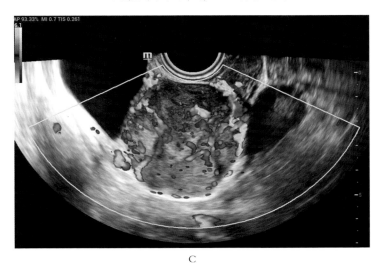

C

C. 彩色多普勒超声：病灶内见丰富血流信号

图 8-4-7　血管周上皮样细胞肿瘤的超声表现（续）

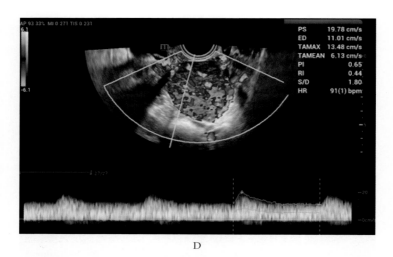

D. 频谱多普勒超声：病灶内探及低等阻力动脉血流频谱，*RI*：0.44

图8-4-7 血管周上皮样细胞肿瘤的超声表现（续）

（三）超声造影表现（经阴道静脉超声造影）

经外周静脉注入造影剂注射用六氟化硫微泡2.4 ml，注入造影剂8s后病灶内开始见造影剂灌注，开始增强时间与子宫肌层同步，呈不均匀高增强，随后迅速灌注呈整体均匀的等增强，增强晚期病灶内造影剂消退晚于子宫肌层，呈不均匀低增强（图8-4-8 A～D）。超声造影考虑肿瘤性病变可能性大（疑恶性胃肠外间质瘤EGIST？）。

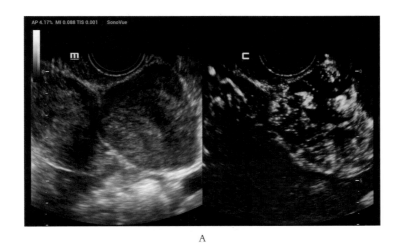

A

A. 超声造影：增强早期，病灶呈不均匀高增强，开始增强时间与子宫肌层同步

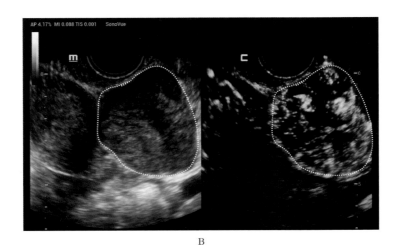

B

B. 白色虚线部分为增强早期的病灶灌注范围

图8-4-8　血管周上皮样细胞肿瘤超声造影表现

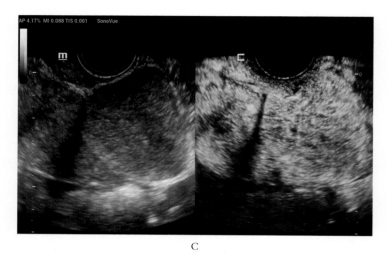

C

C.超声造影：增强晚期，病灶内部造影剂消退晚于子宫肌层，呈不均匀低增强

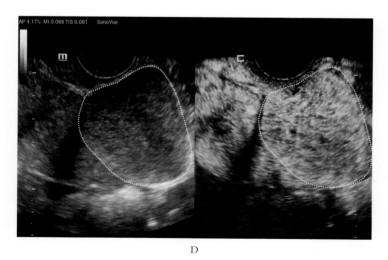

D

D.白色虚线部分为增强晚期的病灶灌注范围

图8-4-8　血管周上皮样细胞肿瘤的超声造影表现（续）

（四）病理诊断

患者于外院行"左侧阔韧带肿物切除"。术后病理结果：（左侧阔韧带肿瘤）镜下见梭形肿瘤细胞呈束状、编织状排列，细胞胞浆丰富、淡红染，核呈梭形或短梭形，核分裂象罕见，未见明确坏死，病变诊断为梭形细胞肿瘤。免疫组化：黑色素瘤特异性抗体45（HMB-45）（+），CD56（+），Ki-67（5%+），CD34（脉管+），Melan-A（少量+），Inhibina（-），FOXL2（-），ER（-），PR（-），SP-1（-），WT1（-），CD117（-），DOG1（-），S-100（-），SOX-10（-）。结合免疫组化结果，考虑血管周上皮样细胞肿瘤，部分区域细胞增生稍活跃，建议临床密切随诊观察。

（五）检查体会

血管周上皮样细胞肿瘤（perivascular epithelioid cell tumor，PEComa）是一组组织来源不明确的罕见的间叶源性肿瘤，大部分为良性，极少数为恶性。该病特征为免疫组织化学分析共同表达黑色素细胞和平滑肌细胞分化标志物。在2020版WHO软组织肿瘤分类中，PEComa为未确定分化的肿瘤，包括良性PEComa和恶性PEComa。女性生殖道PEComa约占所有PEComa的25%，最好发于子宫体（约72%），其次为宫颈（约11%），其余少见部位包括外阴、阔韧带以及附件等。据文献报道，女性生殖道PEComa发病年龄跨度较大，19~75岁均可发生，而发生在阴道、外阴以及阔韧带的PEComa多见于年轻女性，中位年龄20~28岁。临床表现非特异，常见临床症状包括异常子宫出血或体检发现盆腹腔包块。

女性生殖道PEComa在影像学表现缺乏特异性，容易在影像学上诊断为"子宫肌瘤"，其影像学特征目前鲜见文献报道。该病瘤体大体上大多边界清楚，无包膜，质地通常较软而易碎。本病例患者为年轻女性，患者无任何症状，病理为发生在阔韧带的PEComa，普通超声表现为边界清楚、形态规则的类圆形实性肿物，内部血流信号丰富，免疫表型表达黑色素瘤特异性抗体45（HMB-45）及黑色素细胞分化标志物A（Melan-A）是诊断该病的关键。

本病需与阔韧带肌瘤、胃肠外间质瘤及附件来源病变鉴别：

1.阔韧带肌瘤：与本病类似，阔韧带肌瘤同样可以表现为类圆形实性肿块，但无PEComa特征性的薄壁血窦样血管，血流信号不及PEComa丰富，免疫组化通常不表达黑色素标志物。超声造影在增强早期可显示与宫体相连的瘤蒂血管，再发出分支环绕并伸入瘤体，其增强时间与肌层同步，增强强度可高于或等于肌层，表现为均匀的等增强或高增强。

2.胃肠外间质瘤（EGIST）：胃肠道外间质瘤起源于具

有多分化潜质的间质干细胞，多起源于网膜、肠系膜、腹膜后间隙等处，影像学上易误诊为浆膜下子宫肌瘤或卵巢肿瘤，超声表现为盆腔内边界清晰的低回声肿块，与卵巢及子宫分界清晰，体积大，容易囊变坏死，后方回声无衰减。肿块内部血流信号丰富，血流阻力指数较低。其普通超声与超声造影表现与本病鉴别仍存在较大难度。

3.附件来源病变：卵巢性索间质肿瘤同可以表现为盆腹腔边界清晰的实性或类实性肿块，呈圆形、椭圆形或浅分叶状，瘤体内部及周边血流信号不丰富，当瘤体内部含较多纤维组织成分时，后方回声可伴有不同程度的衰减；患侧卵巢显示不清。超声造影显示早期瘤体开始增强时间晚于子宫肌层，增强强度低于肌层，呈中低强度的均匀性增强，其消退时间则晚于肌层，呈持续性低增强。

（吴曼丽）

参考文献

［1］ 郑荣琴. 妇科超声造影临床应用指南［J］. 中华医学超声杂志（电子版），2015，12（02）：94-98.

［2］ 张彩英，曾婕，黄冬梅，等. 超声造影不良反应及其处理［J］. 中华超声影像学杂志，2010（10）：885-887.

［3］ 马强，储昭阳，张霞，等. 经阴道超声诊断宫腔粘连：Meta分析［J］. 中国医学影像技术，2021，37（03）：416-421.

［4］ 李雷，陈晓军，崔满华，等. 中国子宫内膜增生管理指南［J］. 中华妇产科杂志，2022，57（8）：566-574.

［5］ 中国医师协会超声医师分会. 中国超声造影临床应用指南［M］. 北京：人民卫生出版社，2017.

［6］ 郑荣琴，吕明德. 超声造影新技术临床应用［M］. 广州：广东科技出版社，2007.

［7］ 成丽华，陈秀玲，董丹，等. 超声造影规范化护理专家共识［J］. 中国研究型医院，2022，9（03）：3-12.

［8］ 中国医师协会超声医师分会. 产前超声和超声造影检查指南［M］. 北京：人民军医出版社，2013.

［9］ 黄泽萍，张新玲，郑荣琴，等. 正常成人子宫超声造影表现分析［J］. 中华医学超声杂志（电子版），2012，9

（1）：57-60.

［10］ 王莎莎. 子宫输卵管超声造影临床应用与进展［J］. 中华
医学超声杂志（电子版），2020，17（2）：100-102.

［11］ 古淑芳，王莎莎，朱贤胜，等. 多模态子宫输卵管超声
造影的临床应用价值［J］. 中国医学超声杂志，2021，37
（10）：1162-1164.

［12］ 葛丹，涂美琳，欧斐. 四维输卵管超声造影形态对不孕
症患者输卵管通畅度的诊断价值［J］. 中华医学超声杂志
（电子版），2021，18（1）：68-73.

［13］ 谢幸，孔北华，段涛. 妇产科学.［M］. 9版. 北京：人
民卫生出版社，2018.

［14］ 张晶. 超声妇产科疑难病例解析［M］. 北京：科学技术
文献出版社，2006.

［15］ 张晶，关铮，张冰松，等. 超声引导经皮微波消融治疗子
宫腺肌病的临床应用方法及建议［J］. 中华医学超声杂志
（电子版），2016，13（2）：96-100.

［16］ 李凯，黄泽萍，郑荣琴，等. 超声造影对厚壁环状输卵管
妊娠和黄体的鉴别诊断［J］. 临床超声医学杂志，2013，
15（01）：60-62.

［17］ 国家放射与治疗临床医学研究中心，中华医学会超声分
会超声介入学组，中国医师协会介入医师分会超声介入
委员会，等. 卵巢子宫内膜异位囊肿超声引导穿刺硬化治
疗专家共识［J］. 中华超声影像学杂志，2020，29（12）：
1013-1024.

［18］ 邬向军，唐军，耿京，等. 原发性输卵管癌的超声诊断分

析〔J〕. 中国妇产科临床杂志. 2019，20（1）：22-24.

［19］ 林小娜，黄国宁，孙海翔，等. 输卵管性不孕诊治的中国专家共识〔J〕. 生殖医学杂志，2018，27（11）：1048-1056.

［20］ 张曼，杨飞，曲恩泽，等. 经会阴超声在女性尿道周围良性实性病变中的应用〔J〕. 中华超声影像学杂志，2021，30（9）：806-811.

［21］ 严霞瑜，罗红，杨帆，等. 超声造影在子宫妊娠滋养细胞肿瘤诊断中的临床应用价值〔J〕. 肿瘤影像学，2017，26（3）：177-182.

［22］ 中华医学会妇产科学分会计划生育学组. 剖宫产术后子宫瘢痕妊娠诊治专家共识（2016）〔J〕. 中华妇产科杂志，2016，51（8）：568-572.

［23］ 涂艳萍，刘向娇，王丽敏，等. 静脉超声造影在剖宫产瘢痕部位妊娠诊断中的应用〔J〕. 实用医学杂志，2019，35（10）：1669-1672.

［24］ 肖汀，黄伟俊，张四友，等. 经阴道超声与超声造影联合临床因素评估剖宫产术后瘢痕妊娠治疗方式的研究〔J〕. 中华超声影像学杂志，2022，31（3）：231-235.

［25］ QU E，ZHANG M，JU J，et al. Is Hysterosalpingo-Contrast Sonography（HyCoSy）Using Sulfur Hexafluoride Microbubbles（SonoVue）Sufficient for the Assessment of Fallopian Tube Patency？ A Systematic Review and Meta-Analysis〔J〕. Journal of Ultrasound in Medicine，2023，42（1）：7-15.

［26］ XUN L, ZHAI L, XU H. Comparison of conventional, doppler and contrast-enhanced ultrasonography in differential diagnosis of ovarian masses: a systematic review and meta-analysis ［J］. BMJ Open, 2021, 11 (12): e052830.

［27］ ZHANG X, MAO Y, ZHENG R, et al. The contribution of qualitative CEUS to the determination of malignancy in adnexal masses, indeterminate on conventional US – a multicenter study ［J］. PLoS One, 2014, 9 (4): e93843.

［28］ KORHONEN K, MOORE R, LYSHCHIK A. Parametric mapping of contrasted ovarian transvaginal sonography ［J］. Ultrasound Q, 2015, 31 (2): 117-123.

［29］ PENG S, HU L, CHEN W, et al. Intraprocedure contrast enhanced ultrasound: the value in assessing the effect of ultrasound-guided high intensity focused ultrasound ablation for uterine fibroids ［J］. Ultrasonics, 2015, 58: 123-128.

［30］ ZHANG X L, ZHENG R Q, YANG Y B, et al. The use of contrast-enhanced ultrasound in uterine leiomyomas ［J］. Chin Med J (Engl). 2010, 123 (21): 3095-3099.

［31］ WANG F, ZHANG J, HAN Z Y, et al. Imaging manifestation of conventional and contrast-enhanced ultrasonography in percutaneous microwave ablation for the treatment of uterine fibroids ［J］. Eur J Radiol. 2012, 81 (11): 2947-2952.

［32］ COCKERHAM A Z. Adenomyosis: a challenge in clinical gynecology ［J］. J Midwifery Womens Health. 2012, 57

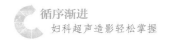

循序渐进
妇科超声造影轻松掌握

（3）：212-220.

[33] TRINCI M, DANTI G, DI MAURIZIO M, et al. Can contrast enhanced ultrasound（CEUS）be useful in the diagnosis of ovarian torsion in pediatric females? A preliminary monocentric experience［J］. J Ultrasound, 24（4）：505-514.

[34] SU N, ZHAN C Y, ZHANG B, et al. The Role of Contrast-Enhanced Ultrasound in Evaluating Gestational Trophoblastic Neoplasia：A Preliminary Study［J］. Cancer Manag Res, 2020, 12：12163-12174.

[35] SAFTOIU A, GILJA O H, SIDHU PAUL S, et al. The EFSUMB Guidelines and Recommendations for the Clinical Practice of Elastography in Non-Hepatic Applications：Update 2018［J］. Ultraschall Med, 2018, 40（4）：425-453.

[36] SBARAGLIA M, BELLAN E, DEI TOS AP. The WHO Classification of Soft Tissue Tumours: News and Perspectives ［J］. Patologica. 2021, 113（2）：70-84.